Inhaltsverzeichnis

Vorwort 1

Hormone beeinflussen unser Gewicht 3

Wie unser Stoffwechsel sich während dem Zyklus verändert 8

Goldene Regeln – damit der Erfolg möglich wird 16

Unterschiedliche Diätformen und worauf man achten sollte 20

Intervallfasten oder Heilfasten – wann und wie? 27

Training – wann und wie? 36

Weitere Tipps, um die Fettverbrennung zu maximieren 43

Den eigenen Zyklus optimal nutzen 49

Challenge: 28 Tage 59

Vorwort

Diäten gibt es wie Sand am Meer und wenn man in Suchmaschinen nach einer passenden Diät für den eigenen Körper sucht, wird man von Angeboten und Möglichkeiten beinahe überschwemmt. Doch was ist wirklich gut für den menschlichen Körper?

Muss man wirklich teure Shakes trinken oder auf zahlreiche Lebensmittel verzichten, nur um endlich abnehmen zu können? Wie kann man die eigene Fettverbrennung maximieren? Jeder weiß es besser und man selbst kann kaum noch einschätzen, welcher Weg der richtige für den Körper ist.

Dabei sollte man beispielsweise wissen, dass Hormone das Gewicht maßgeblich beeinflussen können. Dieser Faktor wird jedoch in vielen Diäten außer Acht gelassen. Der Stoffwechsel verändert sich im Zyklus und ist nicht gleichbleibend. Kaum verwunderlich, warum das Gewicht auf der Waage daher immer wieder schwankt.

Intervallfasten und Heilfasten sind dabei großartige Möglichkeiten, um den Körper auf natürliche Art und Weise zu unterstützen. Es muss nicht immer ein teurer Diätplan sein, wenn man auf den eigenen Körper achtet und sich an ihm orientiert.

Doch welche ist am Ende die richtige Diätform?

Um das herauszufinden, ist ein gewisses Grundwissen erforderlich, was gleichzeitig interessante Informationen über den eigenen Körper bereithält.

Hormone beeinflussen unser Gewicht

Unser Gewicht ist von vielen Faktoren abhängig. Nach dem Essen sind wir schwerer, nach dem Toilettengang verlieren wir Gewicht. Das dürfte jedem bewusst sein. Aspekte wie Wassereinlagerungen oder Hormone können das Gewicht jedoch im hohen Maße beeinflussen und werden oftmals vergessen.

Wenn sich die Zahl auf der Waage einfach nicht mehr weiter nach unten bewegen möchte, dann kann das an den Hormonen in unserem Körper liegen. Doch was für Hormone beeinflussen unser Gewicht?

Alle Hormone haben in unserem Körper eine gewisse Funktion. Wenn unser Hormonhaushalt jedoch nicht mit unseren Essgewohnheiten übereinstimmt und aus der Balance gerät, kommt es schnell zu einem Stillstand auf der Waage. Das ist der Grund, warum viele Diäten erfolgreich verlaufen. Es gibt viele Hormone die unseren Stoffwechsel und Körper beeinflussen, doch einige von ihnen sind besonders wichtig.

Hierbei handelt es sich um das bekannteste Hormon, was für die Regulierung des Blutzuckers verantwortlich ist. Menschen, die an Diabetes erkrankt sind, haben mit dieser Regulierung ein großes Problem. Insulin wird von Beta-Zellen in der Bauchspeicheldrüse produziert und hilft unseren Zellen dabei, Zucker aufzunehmen. Durch den aufgenommenen Zucker kann die Energiegewinnung beginnen, was überlebenswichtig für unseren Körper ist. Viele Menschen essen jedoch so viel Zucker, dass die Insulinproduktion aus dem Gleichgewicht gerät und nicht mehr richtig funktioniert. Dazu gehören auch sämtliche zuckerhaltigen Produkte, denn Industriezucker verbirgt sich beinahe überall.

Wenn man die Insulinproduktion wieder besser regulieren möchte, sollte man den Konsum von Zucker überdenken. Wird direkt am Morgen viel Zucker verzehrt, dann schießt der Insulinspiegel in die Höhe. Man fühlt sich dann zunächst energiegeladen, verspürt aber den Rest des Tages Lust auf mehr Süßes.

Problematisch ist dabei vor allem der Zusammenhang mit dem Hormon Glucaon, was direkt mit Insulin in Verbindung steht. Werden viele zuckerhaltige Lebensmittel verzerrt, dann wird ebenfalls viel Glucaon produziert, was dann im Übermaß vorkommt und nicht mehr verwendet werden kann. Befindet sich der Insulinspiegel dauerhaft auf einem hohen Level, werden vermehrt Fettreserven angelegt und vorhandene Fettdepots werden nicht abgebaut. Fertiggerichte und Süßigkeiten beeinträchtigen den Körper besonders, weil der Körper sich die Energie nicht mühsam aus der Nahrung ziehen muss, sondern lieber auf den einfach zu verwertenden Zucker zurückgreift. Dieser liefert schließlich schnell Energie.

Um Fett abbauen zu können, sollte der Insulinspiegel daher auf einem niedrigen Niveau gehalten werden. Insulin beeinflusst den Körper als Hormon nämlich sehr stark.

Leptin

Bei Leptin handelt es sich um ein Hormon, das von den Fettzellen des Körpers hergestellt wird. Hierbei besteht eine direkte Verbindung zum Hypothalamus. Das ist der Bereich des Gehirns, der für die Regulierung von Hunger zuständig ist. Um nicht dauerhaft an Hunger zu leiden und in der Folge an Krankheiten wie Adipositas zu leiden, ist es sehr wichtig, dass der Körper nicht resistent gehen Leptin ist.

Doch wann kommt es zu einer Resistenz von Leptin? Wenn das Gehirn nicht mehr auf die Ausschüttung von Leptin reagiert und dann das Sättigungsgefühl einsetzt, dann hat man ständig Hunger. Verantwortlich dafür ist oft ein zu hoher Insulinspiegel über eine lange Dauer. Auch hier kommt also wieder das Insulin ins Spiel. Auch hier sollte daher auf zuckerhaltige Speisen und Getränke verzichtet werden.

Cortisol

Bei Cortisol handelt es sich ebenfalls um ein sehr bekanntes Hormon, was von den Nebennieren produziert wird. Es taucht vor allem in Zusammenhang mit Stress auf. Wenn viel Cortisol ausgeschüttet wird, sorgt dies oft für Fressattacken, die Stress als Ursache haben.

Wenn man die hohe Ausschüttung von Cortisol verhindern möchte, muss der Stresslevel im Alltag möglichst gering gehalten werden. Dazu gehören auch kleinere dafür regelmäßige Mahlzeiten, damit nicht zusätzlich noch Heißhunger entstehen kann.

Ghrelin

Dieses Hormon ist vielen Menschen nicht näher bekannt, spielt wegen seiner Verbindung zum Hypothalamus aber ebenfalls eine wichtige Rolle. Dieses Hormon sendet dem Körper das Signal, dass neue Energie benötigt wird und so entsteht unser Hungergefühl.

Damit das Hormon einwandfrei funktioniert, sollte bei Mahlzeiten auf Proteine und Ballaststoffe in der Nahrung geachtet werden. Diese sorgen für eine gute Balance vom Ghrelin.

Östrogen

Bei Frauen spielt dieses Hormon eine sehr große Rolle im Hormonhaushalt. Es wird auch als weibliches Sexhormon bezeichnet und wird in den Eierstöcken produziert. Kommt es zu einem Ungleichgewicht bei der Produktion dieses Hormons, dann kann dies zu einer Gewichtszunahme führen.

Es sollte sowohl ein zu hoher als auch niedriger Östrogenspiegel vermieden werden. Die sogenannte Pille zur Verhütung kann die Produktion dabei maßgeblich beeinflussen, weshalb viele Frauen über eine Gewichtszunahme klagen. Über die Nahrung kann man das Hormon mit Ballaststoffen in einem natürlichen Gleichgewicht halten.

Weitere Hormone

Neben den bisher benannten und sehr bekannten Hormonen gibt es noch zahlreiche weitere Hormone, die sich direkt auf das Körpergewicht auswirken können. Darunter Neuropeptide Y, die im Gehirn zur Regulierung des Appetits produziert werden. Während einer Diät oder der Fastenzeit ist die Produktion sehr hoch.

Glucagon-Like Peptide-1 reagiert, wenn Nährstoffe in den Körper gelangen. Bei Glucagon-Like Peptide-1 kurz genannt GLP-1 ist ein sogenanntes Peptidhormon, das im Darm produziert wird und beim Stoffwechsel mit Glukose eine wichtige Rolle spielt.

Das Hormon wird dann von der Galle ausgeschüttet und soll dabei helfen, den Blutzuckerspiegel in Balance zu halten und sorgt für unser Sättigungsgefühl.

Cholecystokinin kurz CCK kommt ebenfalls in der Gallenblase vor und soll für ein gesundes Sättigungsempfinden sorgen. Peptide YY regulieren den Appetit.

Daran kann man sehen, dass es eine Vielzahl von Hormonen gibt, die in Verbindung zueinander stehen und unser Gewicht indirekt oder sogar direkt beeinflussen können. Natürlich fällt es viel leichter, abzunehmen, wenn man nicht ständig unter starkem Hunger leidet. Um die Hormone positiv beeinflussen zu können, spielt immer eine gesunde und ausgewogene Ernährung eine Rolle.

Proteine, Belaststoffe und Co. sind dabei sehr wichtig.

Wie unser Stoffwechsel sich während dem Zyklus verändert

Der weibliche Zyklus sorgt für jede Menge Schwankungen. Normalerweise ist eher etwa 28 Tage lang, was sich von Frau zu Frau allerdings etwas unterscheiden kann und völlig normal ist. Was viele nicht wissen: Der weibliche Zyklus spielt bei einer Diät eine wichtige Rolle.

Gewichtsschwankungen im Zyklus sind ganz normal, schließlich schwankt auch der Hormonhaushalt sehr stark. Wie wir bereits wissen, spielen Hormone für den Stoffwechsel und den Abnahmeerfolg eine wichtige Rolle. Es konnte inzwischen nachgewiesen werden, dass der weibliche Zyklus dafür verantwortlich ist, dass das Gewicht einer Frau wöchentlich unter gleichen Bedingungen dennoch schwanken wird. Experten empfehlen daher, sich als Frau einmal monatlich zur gleichen Zeit im Zyklus zu wiegen. Steigt man jede Woche auf die Waage, kann es zu starken Schwankungen kommen, die zu Verunsicherung führen können. Verantwortlich dafür sind jedoch größtenteils die weiblichen Hormone. Wer sich immer zur gleichen Zeit im Zyklus wiegt, erhält jedoch einen verlässlichen Wert, der sich entsprechend vergleichen lässt.

Interessant zu wissen ist es aber vor allem, wie der weibliche Zyklus das Gewicht tatsächlich beeinflusst. Wie sieht es in den einzelnen Tagen aus? Vorweg: Jeder Zyklus einer Frau ist individuell und lässt sich daher nicht hundertprozentig auf das nachfolgende Modell übertragen. Dieses kann jedoch eine gute Orientierung darstellen, um zu verstehen, wie sich das Gewicht verändert.

Tag 1 bis 6

Nicht bei jeder Frau Tag 1-6, aber in etwa passt die genannte Zeitspanne. Jeder Zyklus beginnt mit der Menstruation. Für diese hat der Körper in den Tagen davor viel Wasser eingespeichert und das Gewicht kann daher sogar um einige Kilos schwanken. Durch die Periode sinkt der Östrogenspiegel jedoch auch wieder, was gleichzeitig dafür sorgt, dass überschüssiges Wasser wieder den Körper verlassen kann.

Durch die Wassereinlagerungen, die übrigens bereits bis zu 14 Tage vor der eigentlichen Menstruation vom Körper angesetzt werden können, kommt es bei einigen Frauen nicht nur zu fiesen Unterleibsschmerzen, sondern auch zu Heißhungerattacken. Es ist allerdings ein Mythos, dass während der Periode mehr Kalorien verbrannt werden. Daher sollte man aufpassen und nicht über den eigenen Bedarf hinausessen.

Wenn es jedoch an die Periode selbst geht, dann läuft der Stoffwechsel besonders gut. Diesen sollte man als Frau zusätzlich mit leichten Speisen unterstützen, um diesen Abnehm-Effekt für sich nutzen zu können. Keinesfalls sollte man sich den inneren Gelüsten hingeben, die oft nach Süßigkeiten oder fettigen Speisen schreien. Viele Frauen müssen nach der Menstruation häufiger auf die Toilette, dafür verschwinden die Kilos in Form von Wasser ganz schnell wieder. Durch den Stoffwechsel kann man sich diesen Effekt noch zusätzlich zu Nutze machen, indem noch mehr Pfunde purzeln dürfen. Lebensmittel mit einem hohen Wassergehalt können dabei von Vorteil sein. Gurke, Spargel und Co. gehören dazu und helfen auf natürliche Weise.

Tag 7 bis 11

Dem weiblichen Körper geht es jetzt wieder besonders gut. Die Menstruation wurde erfolgreich überwunden und viele Frauen fühlen sich jetzt energiegeladener. Das hängt damit zusammen, dass die Periode viel Energie benötigt und der Fokus jetzt auch wieder für andere Dinge offen ist. Diese Zeit sollte gezielt für die Fettverbrennung und den aktiven Muskelaufbau genutzt werden. Denn das geht im Moment besonders gut.

Ein weiteres Phänomen: Es wird immer wieder beobachtet, dass viele Sünden das Gewicht in dieser Zeit kaum beeinflussen. Viele Frauen sind jetzt in Flirtlaune und fühlen sich Männern besonders hingezogen. Das hat einen ganz einfachen Grund, denn der Einsprung wird bald einsetzen und der menschliche Körper hofft jetzt natürlich auf eine Befruchtung. Diese Phase des weiblichen Zyklus lässt sich besonders effektiv Fettverbrennung betreiben, wobei sich Frau dabei sehr gut und attraktiv fühlen kann.

Tag 12 bis 14

Wie bereits angekündigt, findet in dieser Zeit der Eisprung der Frau statt. Je nachdem wie der Zyklus der Frau ausgeprägt ist, kann sich dieser Zeitpunkt jedoch auch verschieben. Hierbei spielen Hormone eine besonders wichtige Rolle und beeinflussen daher auch das Gewicht. In der Annahme, dass die Eizelle befruchtet sein könnte, wird vom Körper das Hormon

Progesteron produziert. Dieses soll die Eizelle bei der Einnistung in die Gebärmutter unterstützen.

Aus wissenschaftlicher Sicht bereitet der Körper sich so tatsächlich auf eine mögliche Schwangerschaft vor. Auch jetzt können bereits erste Wassereinlagerungen stattfinden und es kommt zu einer ungewünschten Gewichtssteigerung.

Auch wenn es eher gegenteilig klingt, so sollte man als Frau jetzt besonders viel trinken. Am Besten sind Tees oder Leitungswasser. Damit können Wassereinlagerungen größtenteils vermieden werden. Je mehr getrunken wird, desto besser für den Zyklus und die Hormone.

Tag 15 bis 17

Die darauffolgenden Tage nach dem Eisprung sind ganz auf eine mögliche Schwangerschaft gerichtet. Der weibliche Körper weiß selbst natürlich noch nicht, ob eine Befruchtung stattgefunden haben könnte und bereitet sich daher sicherheitshalber auf eine Schwangerschaft vor. Daher kommen vermehrt Hormone zum Einsatz. Hierbei handelt es sich vor allem um Östrogene, die im gesamten Körper landen.

Für diesen Prozess wird gleichzeitig mehr Energie benötigt. Gerade in dieser Zeit leiden daher viele Frauen an Heißhungerattacken, die sie sich nicht so recht erklären können. Durch den erhöhten Energieaufwand senden die Hormone schnell Signale aus, die sich auf die Nahrungsaufnahme fokussieren. Kalorien werden jedoch vor Körper als Reserve vermehrt gespeichert und nicht verbrannt. Man sollte sich jetzt also nicht dem Gefühl hingeben viel zu essen, sondern bewusst zu gesunder Ernährung greifen. In dieser Phase nehmen Frauen nämlich besonders schnell zu. Gemüse und Obst sollten daher auf dem Speiseplan stehen.

Vor allem ungesunde Speisen wie Süßigkeiten und Fast Food sollten aus den Mahlzeiten gestrichen werden, da sie schnell zu einem Anstieg des eigenen Gewichts führen können.

Tag 18 bis 21

Jetzt kommt die Phase, in der der weibliche Körper bemerkt, dass die Eizelle nicht befruchtet werden konnte. An dieser Stelle stoppt der Vorgang, dass möglichst viele Kalorien direkt eingespeichert werden und es stellt sich wieder normaler Appetit ein.

Während in der vorherigen Phase vielmehr „Schadensbegrenzung" in Hinblick auf das Gewicht betrieben werden musste, so ist jetzt der perfekte Augenblick gekommen, um mit einer Diät zu beginnen. Durch den normalen Appetit kommt es bei verringerter Kalorienzufuhr jetzt zu schnellen Erfolgen.

Tag 22 bis 28

Jetzt beginnt die letzte Phase im weiblichen Zyklus, die bei vielen auch die unbeliebteste Zeit sein dürfte. Zunächst sinkt der Östrogenspiegel und das Hormon Progesteron verbreitet sich im gesamten Körper. Jetzt kommt die Zeit der Stimmungsschwankungen und die Auswirkungen der Hormone machen sich deutlich durch Pickel du Hautunreinheiten bemerkbar.

Um motiviert zu bleiben, sollte man sich in dieser Phase auf keinen Fall auf die Waage stellen. Denn durch Wassereinlagerungen und einen stark verlangsamten Stoffwechsel kommt es in jedem Fall zu einer Gewichtszunahme. Das können sogar bis zu vier Kilos werden.

In diesen Tagen sollte weiterhin auf die Ernährung geachtet werden, jedoch sollte man als Frau versuchen, bei guter Laune zu bleiben und Dinge zu tun, die in dieser Zeit wohltuend sind. Gerade durch Unterleibschmerzen und eventuelle Kopfschmerzen hilft oft nur Entspannung.

Kann man den Zyklus beeinflussen?

Viele Frauen versuchen sich gegen die Phase der Wassereinlagerungen und der Gewichtsveränderungen zu wehren. Doch das ist nicht sinnvoll und lässt sich auch nicht verhindern. Man sollte dabei im Hinterkopf behalten, dass das Gewicht zum Ende des Zyklus zwar ansteigt, zu Beginn aber auch wieder sinkt. Achtet man währenddessen weiterhin auf die Ernährung und spart sogar Kalorien ein, purzeln am Ende sogar mehr Pfunde, als vorher eingelagert wurden.

Die Wassereinlagerungen während der Periode sind ein natürlicher Prozess und lassen sich nicht verhindern. Man sollte seinen Körper vor allem durch viel Trinken und Entspannung dabei unterstützen. Wenn man sich unwohl in der eigenen Haut fühlt, sollte man erst recht nicht auf die Waage gehen und auf hautenge Kleidung während der Menstruation verzichten. So fühlt man sich oft nicht mehr ganz so stark aufgedunsen.

Gerade während einer Diät ist man schnell frustriert, wenn man morgens auf die Waage stellt und täglich Schwankungen bemerkt. An dieser Stelle ein Rat: Nicht täglich wiegen. Diese Kontrolle ist oft zu stark und beeinflusst uns zu sehr bei den Abnahmeversuchen. Daher ist es besser, sich lediglich wöchentlich zu wiegen und dabei auch immer den Vergleich zu den vorherigen Zyklen zu ziehen.

Fakt ist jedoch, dass die weiblichen Hormone stark mit den Gewichtsschwankungen zusammenhängen. Diese senden in den einzelnen Phasen teilweise sogar Signale aus, nach denen man größeren Appetit hat und daher schneller zunehmen würde. Wenn man ein konstantes und ausgewogenes Essverhalten an den Tag legt, dann entkommt man dieser Falle jedoch recht gut. Als Frau ist es vor allem wichtig, den eigenen Zyklus zu kennen, um während der unterschiedlichen Phasen zu wissen, was im weiblichen Körper vor sich geht.

Dabei lassen sich die Hormone natürlich nicht direkt beeinflussen, aber man kann mit ihnen umgehen. Vergessen sollte man dabei nicht, dass jeder Zyklus anders ist und es auch Verschiebungen um ein paar Tage geben kann. Daher ist es wichtig, individuell zu beobachten, wann man sich in welcher Phase befindet.

Vor allem die Phase mit den aktiven Stoffwechsel sollte unbedingt für den eigenen Abnahmeerfolg genutzt werden. In dieser Zeit purzeln die Pfunde besonders schnell und das sollte man sich zu Nutze machen. In jedem Fall sollte einem als Frau bewusst sein, dass das Gewicht stark von dem weiblichen Zyklus und den Hormonen beeinflusst wird.

Dabei sollte man sich auch darüber im Klaren sein, dass der gesamte weibliche Zyklus der Frau nur mithilfe von Hormonen gesteuert wird. Was diese für eine Wirkung in Bezug auf das Körpergewicht entfalten, wissen wir ja bereits. Dabei stehen drei Hormone im Vordergrund. Das bereits erwähnte Progesteron kommt in Form von Östrogenen und Gelbkörperhormonen vor. Es spielt vor allem in den Eierstöcken eine sehr wichtige Rolle. Daneben sind die sogenannten Gonadotropine Releasing Hormone ebenfalls von Bedeutung. Sie steuern den Hypothalamus. Gerade in diesem Bereich kommt es daher auch zur Beeinflussung des Hungergefühls während der Periode. Zwei Hormone spielen zudem in der Hirnanhangdrüse noch eine bedeutende Rolle. Das Follitropin und Luteotropin.

All diese Hormone beeinflussen den Zyklus und somit indirekt auch das Gewicht einer Frau. Diesen natürlichen Prozess sollte man keinesfalls unterdrücken, sondern sich an den richtigen Stellen zu Nutze machen. Wenn man mit einer Diät starten möchte, sollte man also auf den richtigen Zeitpunkt im Zyklus warten.

Wenn man als Frau einige Tage im Monat Fasten möchte, dann sollte dieser Zeitpunkt gezielt ausgewählt werden, um von den Effekten des Fastens möglichst gut profitieren zu können. Das ist in der Regel nach der Periode. Während der Menstruation sollte nicht gefastet werden, denn der weibliche Körper ist ohnehin schon geschwächt und tatsächlich mit einem anderen „Problem" beschäftigt. Wenn man in dieser Zeit Fastentage einlegt, dann kann dies die Periode sogar stören und es kann zu Kreislaufproblemen und Problemen mit dem Blutdruck kommen. Da viele Frauen ohnehin gereizt sind und vielleicht sogar Unterleibschmerzen haben, stellt das Fasten eine zu hohe zusätzliche Belastung für den Körper dar.

Wenn man als Frau mehrere Fastentage einlegen möchte, dann sollte man sich am eigenen Zyklus orientieren. 3-5 Tage kann im Monat so problemlos gefastet werden. Die beste Zeit ist direkt nach der Periode. Hier fühlt man sich energiegeladen und kann trotz der Fastentage wenn man geübt ist, sogar Sport machen. Man wird den Unterschied schnell bemerken, wenn man den Zyklus berücksichtigt.

Goldene Regeln – damit der Erfolg möglich wird

Sicherlich hat man einige Vorstellungen, wenn es um die eigene Diät oder das Fasten geht. Damit der gewünschte Erfolg dann aber auch wirklich eintreten kann, ist es wichtig, einige goldene Regeln einzuhalten.

Wenn man als Frau wirklich effektiv abnehmen möchte, dann sollte man auf die eigenen Hormone Acht geben. Den natürlichen Zyklus und die Hormonschwankungen können so zum eigenen Vorteil genutzt werden. Man sollte sich jedoch auch darüber im Klaren sein, dass es nicht möglich ist, im Schlaf, ohne Disziplin und praktisch auch Knopfdruck abnehmen zu können. Wenn man Abnehmen möchte, dann sollte der Entschluss innerlich gefasst werden. Ist man bisher immer wieder gescheitert, dann war der innere Schweinehund vielleicht zu groß oder man hat auf den eigenen Körper nicht genügend Rücksicht genommen.

Hält man sich grundsätzlich an alle Regeln und es stellt sich trotzdem nicht der gewünschte Erfolg ein, dann sollte man dringend einen Arzt aufsuchen, um auf medizinischer Ebene abklären zu können, ob gesundheitliche Probleme bestehen könnten. Es kann durchaus Probleme mit Hormonen oder andere Störungen machen, die eine Gewichtsabnahme erheblich erschweren.

Gerade wenn man von sich selbst weiß, dass man gerne in alte Muster zurückfällt, sollte man sich unbedingt einen festen Plan machen. Hierbei ist es wichtig, sich kleinere Ziele zu setzen, welche bestenfalls innerhalb eines Monats erreicht werden können. So setzt man monatlich einen neuen Abnehmplan auf, der so immer aktualisiert werden kann. Man sollte unbedingt darauf verzichten, einen grundsätzlichen und allgemeinen Plan zu verwenden, sondern immer auf die eigenen Bedürfnisse eingehen. Jeder Körper ist individuell und sollte auch so behandelt werden.

Dabei ist es besonders wichtig, einen Plan aufzustellen, der auf den eigenen Zyklus abgestimmt ist. So ist es sinnvoll nach der Periode ein höheres Defizit zu wählen als während der Menstruation. Damit gelingt es besser, die Diät und das Fasten durchzuhalten und nicht wieder in alte Gewohnheiten zu verfallen. Icn dem Abnehmplan sollten auf jeden Fall Diät und Sport enthalten sein. Über die Ernährung kann zwar ein Großteil des Gewichtverlusts erreicht werden, Sport bietet jedoch zusätzliche gesundheitliche Vorteile und kann den Abnehmerfolg beschleunigen.

Während der Diät und des Fastens sollte man sich darüber im Klaren sein, dass es nicht von heute auf morgen möglich ist, viel Gewicht zu verlieren. Genauso hat man die zusätzlichen Pfunde aber auch nicht von jetzt auf gleich auf den Rippen gehabt. Um die eigenen Fortschritte besser feststellen zu können, ist es wichtig, eine Art Tagebuch oder Protokoll zu führen.

Gerade kleinere Fortschritte fallen uns selbst oftmals nicht auf, können aber sehr motivierend sein, wenn das Gewicht auf der Waage mal wieder stagniert. Übrigens: Nur weil die Zahl nicht weiter runtergehen will, heißt das nicht, dass man nicht weiter abnimmt. Gerade mit dem Muskelaufbau kommt zusätzliches Gewicht. Dadurch das Muskeln im Vergleich zu Fett jedoch ein geringeres Volumen haben, wird man an den Körpermaßen den Gewichtsverlust dokumentieren können.

Es lohnt sich daher nicht nur der Blick auf die Waage, sondern auch Körpermaße von Bauch, Hüfte, Armumfang und Oberschenkeln zu nehmen. Diese Zahlen sollte man sich notieren und dann nach einigen Wochen erneut messen.

Außerdem sollte man immer im Hinterkopf behalten, dass beispielsweise ein einzelnes Stück Kuchen nicht bedeutet, dass man direkt wieder ein Kilo mehr auf den Rippen hat. Zwischendurch zu sündigen ist kein Problem, solange dies in Maßen bleibt. So kann es hilfreich sein, sich einen festen Tag in der Woche vorzunehmen, wo man sich dann auch mal etwas gönnen darf. Verbieten sollte man sich während einer Diät nichts, aber vor allem auf gesunde und ausgewogene Ernährung achten. Dann verschwinden die Gelüste ganz von allein. Gerade während der Diät sollte man sich von Menschen fernhalten, die die Diät nicht unterstützen und nur eine Versuchung darstellen. Man sollte sich keinesfalls vom Gruppenzwang zu irgendetwas verleiten lassen. In solchen Situationen muss man besonders standhaft sein.

Wenn man seine ersten Abnehmerfolge hat, sollte man sich selbst nicht mit Essen belohnen, sondern lieber auf andere Dinge zurückgreifen, die man ebenfalls gerne mag. Dazu gehören vor allem Aktivitäten. Wie wäre es mit shoppen? Ein Kleidungsstück kaufen, was jetzt endlich passt. Genauso kann man seinen Erfolg aber auch feiern, indem man dem eigenen Körper etwas Gutes tut. Dafür eignet sich eine Massage, aber auch ein entspannter Wellnesstag.

Besonders bedeutsam ist es für das eigene Durchhaltevermögen, dass man hinter der eigenen Diät steckt und gute Antworten parat hat, wenn es um Essen geht. Wichtig ist Verständnis von Freunden und Familie. So wird es viel leichter fallen, den eigenen Plan durchhalten zu können. Gerade Verwandte verstehen oft nicht, dass man wirklich etwas verändern möchten und meinen es mit leckerem Essen nur gut und empfinden es vielleicht auch als unhöflich, wenn man dann ablehnen muss. Daher ist es wichtig, direkt Klarheit zu schaffen und auch deutlich zu machen, dass diese Maßnahme nicht ewig bestehen bleiben wird.

Wie bereits angesprochen ist die nötige Geduld sehr wichtig, um auf den eigenen Körper achten zu können. Das Gewicht geht genauso langsam, wie es durch zu viele Mahlzeiten angesetzt wurde. Man kann nur dann effektiv abnehmen, wenn man auf einen langsamen Weg setzt. Dies ist gesünder für den eigenen Körper und gleichzeitig mit weniger Verzicht verbunden.

Wenn man diese goldenen Regeln befolgt und nicht über Nacht ein Wunder erwartet, ist es möglich gesund und langfristig abzunehmen. Wichtig ist es dranzubleiben und die bevorstehende Diät nicht vor sich herzuschieben. Ausreden helfen nicht weiter und bringen keine Veränderung. Umso schöner werden die Fortschritte und das bessere Lebensgefühl sein.

Unterschiedliche Diätformen und worauf man achten sollte

Diäten gibt es wie Sand am Meer und täglich kommen neue Möglichkeiten hinzu, wie man noch besser Abnehmen kann. Umso größer ist die Enttäuschung, wenn die Waage einfach stehenbleibt. Wichtig ist nicht nur die Diät an sich, sondern auch einen Blick auf die Hormone, den eigenen Hunger und eine eventuell vorhandene Unausgeglichenheit zu werfen.

Diäten mit Shakes oder anderen Dingen, durch die eine Mahlzeit ersetzt werden soll, sind an sich eine nette Idee. Wie bei jeder anderen Diät versuchen die Erfinder, auf irgendeinem Weg Kalorien einzusparen. Denn nur wenn das gelingt, kann man langfristig auch abnehmen. Dabei muss immer der Grundumsatz betrachtet werden. Dieser ist von Mensch zu Mensch unterschiedlich und beinhaltet verschieden Faktoren. Darunter fallen beispielsweise das Geschlecht, Gewicht und Größe.

Zum Grundsatz kommen dann täglich noch weitere verbrauchte Kalorien hinzu. Wenn wir uns bewegen und Sport machen, verbrauchen wir zusätzlich zu unserem Grundumsatz noch weitere Kalorien. Diese müssen ebenfalls einbezogen werden. Daraus ergibt sich dann ein Kalorienbedarf, der je nach Bewegung und Training jeden Tag anders aussehen kann. Um diesen Bedarf decken zu können, fügen wir dem Körper Nahrung zu. Entspricht die Kalorienaufnahme dann dem Bedarf, nimmt man weder ab noch zu. Isst man hingegen zu viel, nimmt man zu und umgekehrt nimmt man ab, wenn man weniger Kalorien isst. Dann greift der Körper nämlich auf Fettreserven zurück und das Körpergewicht sinkt.

Damit ein Diät funktionieren kann, muss sie also versuchen, auf irgendeinem Weg Kalorien einzusparen. Das geht mit den Shakes einiger Diätformen beispielsweise ganz gut, weil der Shake wenig Kalorien hat und trotzdem satt machen soll. Bei dieser Diät ist die Ernährung allerdings sehr eintönig und die Shakes sind nicht gesund.

Das wiederum wirkt sich negativ auf das Hungergefühl aus und kann zu Heißhungerattacken führen. Zudem werden die Hormone negativ beeinflusst, weil keine ausgewogene und gesunde Ernährung stattfindet. So kann es sein, dass das Gewicht auf der Waage stagniert, weil Hormone wie Insulin und Cortisol in zu hoher Menge produziert werden.

Low Carb ist ebenfalls eine sehr beliebte Diätform, bei der auf Kohlenhydrate verzichtet wird. Diese werden nur noch in geringen Mengen aufgenommen werden. Diese Diät ist hilfreich, weil Kohlenhydrate im Vergleich zu Proteinen und Fetten eine sehr hohe Energiedichte haben. Verzichtet man auf die Kohlenhydrate, lassen sich schnell viele Kalorien einsparen. In dieser Ernährungsform ist es jedoch ohne großen Aufwand möglich, sich dennoch ausgewogen zu ernähren und auf Ballaststoffe und Proteine zu achten. Viele Menschen wenden Low Carb aufgrund der positiven Effekte nicht nur für eine Diät, sondern auch als langfristige Ernährungsform an.

Bei der sogenannten **Mittelmeer-Diät** steht alles auf dem Speiseplan, was auf den Mittelmeerraum zu sich genommen wird. Gemüse, Salat, Nüsse und Olivenöl dürfen daher nicht auf der Einkaufliste fehlen. Fisch und Geflügel werden als Proteinquelle verwendet. Verzichtet wird auf fetthaltige Milchprodukte, Eier und Produkte aus raffiniertem Zucker sowie Weißmehl. Am wichtigsten. Auf rotes Fleisch wird besonders verzichtet.

Diese Diätform ist sehr beliebt und wird von vielen vor allem als dauerhafte Form der Ernährung durchgeführt. Besonders wegen der Verzichts auf industriellen Zucker wirkt sich positiv auf den Insulinspiegel aus. Dieser kann möglichst tief gehalten werde, was gut für eine Gewichtsabnahme ist. Auch auf die sonstigen Hormone wirkt sich diese Ernährungsform nicht negativ aus. Durch die ausgewogene Ernährung mit gesunden Lebensmitteln entwickelt sich auch eher kein Heißhunger.

Die **South-Beach-Diät** ist ebenfalls recht beliebt und wird immer wieder getestet. Diese Diät muss in drei Phasen unterteilt werden. Die erste Phase dauert 14 Tage, in denen komplett auf Kohlenhydrate und alle Arten von Zucker verzichtet wird. Darunter fällt auch Fruchtzucker, weshalb Obst ebenfalls tabu ist. Proteine wie Fisch, Gemüse und Eier sind hingegen erwünscht. Damit soll in der ersten Phase ein hoher Gewichtsverlust erreicht werden. In der zweiten Phase werden verbotene Lebensmittel stückweise wieder in die Ernährung eingebaut werden.

Es wird empfohlen, den Fokus auf Lebensmittel mit einem geringen glykämischen Index zu legen. Dazu zählen ausgewogene Lebensmittel wie Vollkornprodukte, Hülsenfrüchte und verschiedene Obstsorten. So soll verhindert werden, dass der Blutzuckerspiegel plötzlich wieder in die Höhe schießt. Die dritte Phase umfasst dann eine lebenslange Umstellung, bei der an beinahe alle Lebensmittel essen darf. Hierbei sollte aber der Fokus eindeutig auf gesunder Ernährung liegen. Durch die einzelnen Schritte soll ein Jojo-Effekt möglichst vermieden werden.

Diese Diätform ist recht beliebt, kann aber gerade in der erste Phase hohen Stress für den Körper bedeuten. Das wiederum beeinflusst Cortisol negativ. Nur, wenn die Diät keinen zu hohen Stresslevel bedeutet, sollte man sich dafür entscheiden. Ansonsten ist die Diät aber sehr ausgewogen und beeinflusst die Hormone sehr positiv.

Intermittierendes Fasten ist ebenfalls eine Diät, auch wenn es sich hierbei eigentlich um eines Form des Fastens handelt. Das Intervallfasten gibt es in verschiedenen Variationen, in denen entweder stunden- oder tagesweise gefastet wird. Bei dem bekanntesten Modell wird 16 Stunden gefastet und gut acht Stunden darf dann etwas gegessen werden. Auf diese Diätform wird noch näher eingegangen, denn sie ist sehr gut für den Körper und beeinflusst Hormone und das Hungergefühl positiv, obwohl sie gleichzeitig ausgewogen ist.

Bei der **Paleo-Diät** oder auch der Steinzeit-Diät, orientiert man sich aus den Menschen der Steinzeit und darf nur das essen, was auch die Urzeitmenschen vor 2,5 Millionen Jahren gegessen haben. Befürworter dieser Diät argumentieren, dass sich unsere Gene nicht verändert haben und diese Form der Ernährung daher der richtige Weg ist. Gemüse, Pilze, Obstsorten, Fisch und Fleisch dürfen daher weiterhin gegessen werden. Eier und Nüsse dürfen ebenfalls auf der Einkaufsliste stehen.

Bei der Paleo-Diät wird auf verarbeitete Lebensmittel verzichtet, denn diese gab es damals noch nicht, dazu gehört vor allem auch industrieller Zucker. Der Körper lernt bei dieser Diät, seine Energie aus Proteinen und Fett zu ziehen. Das wirkt sich positiv auf den Insulinspiegel und andere wichtige Hormone aus. Auch hier kann neben den positiven Effekten aber auch großer Stress entstehen, da der Verzicht für den Körper anfangs sehr groß ist. Das kann für Heißhungerattacken sorgen. Beispielsweise dürfen keine Hülsenfrüchte gegessen werden, weil es diese zur Steinzeit noch nicht gab.

Gewichtsverlust und gleichzeitiger Muskelaufbau sind mit dieser Form der Diät sind aber kein Problem. Die Ernährung ist ausgewogen, bedarf aber einiger Gewöhnung und kann im Alltag schnell kompliziert und aufwendig sein.

Beim **Clean-Eating** dreht sich wortwörtlich alles darum, sich sauber zu ernähren. Das bedeutet, dass stark verarbeitete Lebensmittel verboten sind. Je stärker ein Lebensmittel vorher verarbeitet wurde, desto mehr ist es tabu. Ansonsten darf jedoch alles gegessen werden. Vor allem Konservierungsstoffe, Geschmacksverstärker und Farbstoffe sollten gemieden werden.

Dabei wird als Orientierungshilfe angegeben, dass alle Lebensmittel nicht erlaubt sind, die mehr als fünf Zutaten auf der Zutatenliste enthalten. So genügt ein Blick auf die Verpackung, um sich sicher zu sein. Wichtig ist beim Clean-Eating jedoch auch, auf regionale und gesunde Nahrungsmittel zu setzen, die Bio-Qualität haben. Viele Menschen berichten, dass Sie sich fitter und energiegeladener fühlen. Gleichzeitig tut man auch der Umwelt etwas Gutes. Ein Nachteil ist jedoch, dass viele doch stark unter der Umstellung leiden und Heißhunger auf verarbeitete Lebensmittel wie eine Pizza etc. haben. Ansonsten ist diese Form der Diät jedoch ausgewogen und wirkt sich ebenfalls positiv auf die Hormone aus.

Vergleicht man die unterschiedlichen Diätformen miteinander, stellt man relativ schnell fest, dass beinahe alle von Ihnen eine starke Umgewöhnung erfordern und für den Körper daher Stress bedeuten. Das wiederum kann zu einem Anstieg des Cortisol-Spiegels führen, der den Fettabbau hemmt. Aus diesem Grund ist es wichtig, langsam mit einer Diät zu beginnen, vor allem wenn man von sich selbst weiß, dass man schnell aufgibt und in alte Gewohnheiten zurückfallen möchte. So kann man beispielsweise versuchen, Stück für Stück auf verarbeitete Lebensmittel zu verzichten oder beim Fasten jeden Tag einige Minuten länger zu fasten. Diese schleichende Art der Anpassung ist für viele Menschen verträglicher.

Interessant ist auch, dass sich viele der Diätformen durchaus positiv auswirken auf die Hormone, da vor allem weniger Insulin ausgeschüttet wird. Dahingegen werden Hormone, die Hunger signalisieren zuerst in die Höhe schießen und stellen immer die Gefahr der Heißhungerattacken her. Dadurch, dass sich die Essgewohnheiten durch die Diät stark verändern, haben wir in der ersten Zeit oft Hunger. Das wirkt sich auch auf das Wohlbefinden aus. Wir bekommen Kopfschmerzen und sind gereizter. Für den Körper sind dies vor allem in Bezug auf industriellen Zucker in der Regel Entzugserscheinungen, da uns Zucker süchtig macht. Gerade deshalb ist ein schrittweiser Beginn in die Diät wichtig.

Wenn man darauf achtet, sich ausreichend mit Eiweißen Ballaststoffen und anderen wichtigen Nährstoffen zu versorgen, dann wird der Körper recht schnell zeigen, dass diese Umstellung gesundheitlich besser ist. Diäten, bei denen in kürzester Zeit ein extremer Gewichtsverlust angepriesen wird, sollten allerdings gemieden werden. Sie sind sehr ungesund für den Körper und bringen im Zweifelsfall nur den unangenehmen Jojo-Effekt mit sich.

Bei allen Diäten sollte immer auch der Zyklus im Hinterkopf behalten werden. So kann man verstehen, warum es Frauen in einigen Tagen besonders schwer fallen könnte den Heißhungerattacken zu widerstehen. Wenn man den Stoffwechsel mit einer Diät ankurbeln möchte, sollte man gezielt die Tage nutzen, in denen der weibliche Stoffwechsel aufgrund natürlicher Prozesse wie der Menstruation bereits auf Hochtouren läuft. Im Gegensatz dazu ist es nicht sinnvoll mit einer Diät zu beginnen, wenn die Periode wieder bevorsteht und vielleicht sogar schon Wassereinlagerungen im Körper vorhanden sind. Jetzt hat der Körper „andere Sorgen" und der Fokus liegt beim Abstoßen der Eizelle.

Wichtig ist es daher, vor allem auf den weiblichen Zyklus bei einer Diät zu achten. Dieser gibt in vielen Bereichen Aufschluss darüber, warum wir uns gerade so fühlen und wie möglichst effektiv die Pfunde purzeln können. Wer mitten während der Periode mit einer neuen Diät beginnt, setzt dem Körper hohen weiteren Stress aus, was sich wiederum negativ auf weitere Hormone auswirken kann. Außerdem sollte man bei einer Diät dann etwas lockerer sein, wenn wieder die Periode ansteht, um den Körper nicht zusätzlich zu belasten. In der Praxis sollte das Kaloriendefizit an diesen Tagen niedriger sein, während in der Phase im Zyklus, wo der Stoffwechsel ohnehin gut funktioniert ruhig etwas höher ausfallen darf. Mit der Anpassung an den persönlichen Zyklus wird einem die Diät wesentlich leichter fallen.

Intervallfasten oder Heilfasten – wann und wie?

Wie bereits angesprochen, gibt es inzwischen eine beliebte Form des Fastens, die sich doch in einigen Punkten von der herkömmlichen Fastenzeit vor Ostern unterscheidet. Beim Intervallfasten oder auch intermittierenden Fasten wird nicht bewusst auf bestimmte Lebensmittel verzichtet, sondern es darf vielmehr über einen gewissen Zeitraum nichts gegessen werden, was Kalorien hat. Es handelt sich nicht um eine Diät im klassischen Sinne, auch wenn diese Art des Fastens inzwischen immer häufiger dazu verwendet wird, um abzunehmen. Folgende zwei Varianten kommen in Frage:
-    16:8
-    5:2

Beim Intervallfasten gibt es auch noch einige weitere Modelle, bei denen die Fastenzeit reduziert ist und der Zeitraum in dem etwas gegessen werden darf größer ist. Diese Varianten eignen sich vor allem für Anfänger, die langsam in das Fasten einsteigen wollen. Momentan ist das intermittierende Fasten in aller Munde und für viele Menschen die beste Diätform.

Hinter den zwei möglichen Modellen stecken unterschiedliche Ansätze. Die meisten wenden die 16:8 Methode an. Hierbei muss 16 Stunden gefastet werden und acht Stunden über darf gegessen werden. Während der Essenszeit muss auf nichts verzichtet werden, man sollte dennoch normale Mahlzeiten und Portionen zu sich nehmen. Auch der Fokus auf gesunde Ernährung ist dabei entscheidend. In den 16 Stunden darf dann nichts gegessen werden. Diese Zeit erstreckt sich jedoch auch über den Schlaf. Schwarzer Kaffee, Tee und Wasser sind in dieser Zeit noch erlaubt.

Viele essen bei dieser Methode erst gegen mittags das erste Mal, wo dann die acht Stunden beginnen. Abends kann dann die letzte Mahlzeit erfolgen und am nächsten Tag darf gegen Mittag wieder etwas gegessen werden. Oft wird diese Variante bevorzugt, weil bei ihr nur stundenweise gefastet werden muss.

Bei der 5:2 Variante hingegen wird an fünf Tagen normal gegessen, während an zwei Tagen beinahe nichts verzehrt werden darf. Dabei gibt es an den Fastentagen bestimmte Kaloriengrenzen. So dürfen Frauen etwa 500-800 Kalorien zu sich nehmen, während es bei Männern 600-850 Kalorien sind. An den Fastentagen sollte man sich darüber hinaus so gesund wie möglich ernähren und es dürfen keine schwer verdaulichen Lebensmittel auf dem Speiseplan stehen. Dazu gehören beispielsweise Kohlenhydrate, also Nudeln, Kartoffeln und Reis. Zucker ist an diesen Tagen ebenfalls tabu. An den zwei Fastentagen muss der Körper als an seine Reserven gehen, um genügend Energie bereitstellen zu können.

Beide Modelle zielen in Bezug auf eine Diät darauf ab, dass Kalorien eingespart werden und der Körper während der Fastenphasen auf Fettreserven zurückgreifen muss. Neben diesen zwei bekannten Varianten gibt es noch einige Modelle, bei denen die Fastenzeit kürzer ist. Dies Version eignet sich vor allem für Menschen, die zum ersten Mal fasten oder schnell unter gesundheitlichen Beeinträchtigungen wie Kreislaufproblemen leiden, wenn Sie nicht regelmäßig etwas essen.

Forscher haben festgestellt, dass intermittierendes Fasten sich grundsätzlich für jeden Menschen eignet. Dennoch gibt es einige Personengruppen, die vorher besser mit ihrem Hausarzt sprechen sollten, um eventuelle negative gesundheitliche Folgen ausschließen zu können. Das gilt für ältere Menschen, aber auch für Heranwachsende. Diese sind in hohem Maße an regelmäßige Energiezufuhr angewiesen und sollten daher in der Regel nicht fasten. Das Gleiche gilt für zahlreiche Erkrankungen wie Diabetes und Co. Schwangere sollte lieber abwarten, bis das Kind geboren und die Stillzeit vorbei ist. Die meisten Menschen können jedoch ohne Bedenken mit dem Intervallfasten beginnen.

Woher kommt das Intervallfasten?

Diese Frage tritt in Zusammenhang mit der neuartigen Fastenmethode sehr oft auf. Tatsächlich stammt der Trend aus den USA und ist dann hier nach Deutschland gekommen. Zahlreiche Forschungen und Studien können inzwischen aber belegen, dass Intermittierendes Fasten nicht nur ein neumodischer Trend ist, sondern auch wissenschaftlich mit unseren Vorfahren zusammenhängt.

Unsere früheren Vorfahren hatten im Gegensatz zu uns noch nicht die Möglichkeit, zu jederzeit in einen Supermarkt zu gehen und dann zu jeder beliebigen Zeit etwas essen zu können. Früher musste für Beute und Nahrung noch gejagt werden. Solange der menschliche Körper also noch hungrig war, ist dies ein Signal für den Körper gewesen, dass die Jagd für den Tag noch nicht erfolgreich abgeschlossen sein konnte. Aus diesem Grund kommt es auf körperlicher Ebene zu Ausschüttung von Hormon und leichtem Anstieg des Stresslevels.

Dies bewirkt eine ausgeprägte Wachsamkeit und das Gehirn fokussiert sich. Von diesem Phänomen berichten viele Menschen, die sich heutzutage am Intervallfasten versuchen. Der Körper versetzt sich in die Lage, dass er noch keine Nahrung gefunden hat und ist daher wachsam und bereit. Zu dieser Zeit ist die höchste Phase der Konzentration erreicht. Wenn wir dann zum Ende der Fastenzeit das erste Mal etwas zu uns nehmen, ist der Körper zufrieden und schüttet entsprechende Glück- und Belohnungshormone für das Gehirn aus. Danach tritt die bekannte „Mittagsmüdigkeit" ein. Der Körper muss sich nun nicht mehr fokussieren, da die lebensnotwendigen Bedürfnisse gestillt sind. Daher steht nun die schnelle Verdauung im Vordergrund und wir werden müde.

Für den menschlichen Körper ist es also ganz normal zu Fasten. Er kennt es gar nicht, ständig etwas zu Essen vor der Nase zu haben. Dies ist auch eine bekannte Ursache für Übergewichtigkeit. Bei Intermittierenden Fasten spielt der ursprüngliche Mechanismus jedoch wieder eine größere Rolle. Viele Menschen berichten daher, dass sie sich viel besser fokussieren können und sich allgemein wacher und fitter fühlen. Kein Wunder, wer ständig etwas isst, bringt nicht nur die Hormone durch die ständige Ausschüttung von Insulin durcheinander, sondern beschäftigt auch dauerhaft die Verdauung, die nie so ganz zur Ruhe kommt.

Welche der beiden Varianten ist die Bessere?

Grundsätzlich eignen sich beide Modelle gleichermaßen, wenn es um Gewichtsverlust geht. Letztlich ist immer noch das Kaloriendefizit entscheidend, was sich durch diese Ernährungsweise aber sehr leicht erzielen lässt. Viele Menschen nutzen lieber die 18:6 Methode, damit sie über den Tag verteilt normal essen können. Viele von Ihnen reduzieren ihre Ernährung von drei auf zwei Mahlzeiten am Tag, wo es dann aber auch eine ordentliche Portion gibt. Das hat den Charme, dass man sich satt essen kann und der Körper nicht unter einem stetigen Hungergefühl leiden muss und so doch vielleicht wieder in alte Muster zurückfällt.

Doch auch die 5:2 Variante hat ihre Vorteile. Wer lieber normal frühstücken möchte, kann diese Methode nutzen, indem man sich bestimmte Tage heraussucht, an denen man gezielt verzichten möchte. Vielen tut die Normalität an den übrigen Tagen gut und der Gewichtsverlust kann sich bei entsprechend abgestimmter Ernährung auch bei dieser Option sehen lassen.

Welche anfänglichen Probleme beim Intervallfasten gibt es?

Während es einigen Menschen sehr leicht fällt, sich auf das Intervallfasten einzulassen, kann es im Gegensatz dazu auch ganz normal sein, dass es zunächst Startschwierigkeiten gibt. Der Körper muss sich zunächst an das veränderte Essverhalten gewöhnen.

Einige Nebenwirkungen treten daher besonders häufig auf. Diese können Übelkeit bedeuten, aber auch Kopfschmerzen und leichte Konzentrationsstörungen und erhöhte Reizbarkeit. Diese Symptome sollten jedoch bereits nach einigen Tagen spürbar besser werden. Dann gewöhnt sich der Organismus nämlich an die veränderte Situation. Insbesondere die Energiegewinnung aus den Fettreserven bedeutet für den Körper anfangs großen Stress und eine Umstellung, da dieser Prozess mit erheblich mehr Aufwand verbunden ist. Für unseren Körper an sich kein Problem, er hat sich nur bereits an leicht zu verarbeitende Produkte wie Industriezucker und kurzkettige Kohlenhydrate gewöhnt.

Die ersten Tage der Fastenmethode können daher zu einer echten Zerreißprobe werden. Schafft man diese jedoch, dann bekommt man immer mehr die positiven Auswirkungen zu spüren.

Was sollte beim Intermittierenden Fasten zusätzlich beachtet warden?

Damit das Intervallfasten in seiner Form funktionieren kann, ist es wichtig, auch in den Essenszeiten einen klaren Fokus auf ausgewogene und gesunde Ernährung zu haben. Hier steht der totale Verzicht allerdings nicht im Vordergrund und es ist auch mal etwas Fast Food oder ein Eis erlaubt. Jedoch sollte alles im Rahmen bleiben. Die meisten Mahlzeiten sollten ausgewogen und möglichst sättigend sein.

Im Vordergrund steht dabei, den Körper vollständig mit allen benötigen Nährstoffen zu versorgen. Zusätzlich wird oft empfohlen, sich pro Monat einen „Joker" zu geben, bei dem man sich einmal nicht an die vorgegebenen 18 Stunden halten muss. Sollte es also mal ein Essen unter Freunden o.ä. geben, was eigentlich nicht in den Zeitrahmen fällt, muss man so nicht verzichten. Grundsätzlich wird jedoch empfohlen, einen gleichbleibenden Rhythmus zu finden, damit der Körper sich daran gewöhnen kann.

Welche positive Effekte hat das Intervallfasten?

Viele Menschen sehen das Intervallfasten inzwischen tatsächlich nicht mehr als Diät, sondern vielmehr als gesunden Lebensstil, der gut auf den Körper abgestimmt ist. Das liegt daran, dass erst nach 12-14 Stunden ohne Essen im Körper wichtige Prozesse gestartet werden. Diese nennt man

Autophagie. Dabei werden verschiedene Reinigungs- und Regenerationsprozesse durchgeführt. Unser Körper ist nämlich in der Lage, viszerale Fettzellen zu verbrennen und sich selbst zu recyclen. Dabei werden auch Eiweiße verwertet, die eigentlich schon verbraucht sind und in Aminosäuren zerlegt. Diese Prozesse sind sehr wichtig für den Körper, werden jedoch erst gestartet, wenn mindestens 12 Stunden lang keine neue Nahrung hinzugefügt wurde.

Schon nach einigen Tagen lässt sich feststellen, dass sich der Appetit verringert und sich die Blutwerte bereits verbessern. Zusätzlich wird der Bauch immer flacher und die allgemeine Stimmung hebt sich dauerhaft. Mögliche chronische Erkrankungen verbessern sich langsam, so berichten viele Patienten von Besserungen das des Intervallfastens.

Allgemein verbessert sich jedoch auch das Hautbild und das Risiko an bestimmten Krankheiten wie Krebs zu erkranken, kann merklich gemindert werden. Zudem wird die Verdauung langfristig verbessert und viele Menschen berichten von einem besseren Schlaf. Leistungsfähig kann man trotz des Intermittierenden Fastens trotzdem bleiben. So ist es für den Körper nach einer Eingewöhnungsphase kein Problem trotzdem Sport zu machen und sich körperlich anzustrengen.

Was ist der Unterschied zu Heilfasten?

Oft werden die Begriffe Heilfasten und Intermittierendes Fasten gleichgesetzt, meinen aber tatsächlich etwas anderes. Bei Heilfasten handelt es sich um den Verzicht von fester Nahrung. Hierbei setzt man sich vorher ein Ziel, denn der Verzicht erfolgt nur auf begrenzte Zeit.

In der Regel wird zwischen 5-30 Tagen keine feste Nahrung aufgenommen. Dabei ernährt sich der Fastende nur von

Gemüsebrühe, Säften, Tee und Wasser. Hierbei gibt es unterschiedliche Modelle, die je nachdem eine unterschiedliche Ernährung vorschreiben. Mit dieser Art des Fastens sollen nicht nur die Selbstheilungskräfte wieder aktiviert werden, sondern es soll auch möglich sein, damit ordentlich Pfunde auf der Waage purzeln zu lassen.

Während die meisten Deutschen unter Fasten ein Verzicht auf bestimmte einzelne Lebensmittel verstehen, so ist der Verzicht beim Heilfasten wesentlich höher. Beim Heilfasten ist sämtliche feste Nahrung verboten. Der Körper stellt sich darauf jedoch mit der Zeit ein und man wird nicht einmal mehr ein Hungergefühl verspüren. In diesem Fall greift der Körper nämlich auf die eigenen Reserven zurück.

Zuerst werden die Kohlenhydrate aus der Leber in Form von Glykogen verwendet, um Energie zu gewinnen. Diese sind jedoch nach bereits einem Tag aufgebraucht. Dann werden Eiweiße in Glukose umgewandelt und somit nutzbar gemacht. Wird trotzdem keine bis wenig neue Nahrung hinzugefügt, erhöht der Körper die Fettspaltung und der Körper stellt während der Fastenphase auf die Versorgung mit Ketonkörpern um. Der gesamte Körper fährt langsam in den Energiesparmodus, um das Überleben so lange wie möglich gewährleisten zu können.

Forscher konnten herausfinden, dass sich die Fettverbrennung beim Fasten um bis zu 95% steigern lässt. Das Heilfasten bekommt seinen Namen, weil durch den Prozess des Fastens eine Entschlackung des Körpers stattfindet und unnötige und sogar giftige Substanzen aus dem Körper transportiert werden. Das wird durch den katabolen Stoffwechsel möglich gemacht. Nicht nur der Körper verändert sich durch das Heilfasten, sondern auch auf psychischer Ebene gibt es einige Veränderungen. So berichten Menschen immer wieder, dass sie sich wesentlich besser fühlen und es wird von einer allgemeinen Stimmungsaufhellung gesprochen. Dieser Effekt hält auch nach dem Fasten noch an und hängt mit dem Hormon Serotonin zusammen. Auch beim Heilfasten spielen Hormone eine maßgebliche Rolle und tragen zum Erfolg bei.

Natürlich bedeutet auch das Heilfasten zunächst Stress für den Körper, bis dieser in den katabolen Stoffwechsel wechselt und somit aktiv die Fettreserven angreift. Auch beim Heilfasten muss natürlich nicht vollkommen auf Kalorien verzichtet werden. 200 bis 400 Kalorien dürfen am Tag durch Tees und andere Flüssigkeiten wie Gemüsebrühe im Körper aufgenommen werden. Vor allem den Flüssigkeitsbedarf weiterhin zu decken ist während des Heilfastens sehr bedeutend. Zudem handelt es sich im Gegensatz zum Intermittierenden Fasten nicht um eine Ernährungsmethode, die auf Dauer durchgeführt werden kann. Heilfasten beschränkt sich konkret auf einen kurzen Zeitraum. Gerade als Einsteiger in diesem Bereich sollte man sich zunächst an einigen wenigen Tagen versuchen.

Gerade als Startschuss für eine Diät oder andere Ernährungsweise wie Intervallfasten eignet sich das Heilfasten sehr gut. Man bringt den Körper auf ein gutes Level, um langfristig abnehmen zu können und entfernt mögliche Giftstoffe aus dem Körper. Auch diese Methode des Fastens sollte nur durchgeführt werden, wenn man gesundheitlich fit ist.

Wenn man das Heilfasten bewusst an den Zyklus anpasst, sollte man damit nach der Periode starten, wenn der Körper ohnehin viel Wasser verliert und auf einfachen Wege die ersten Pfunde purzeln. Mit dem Heilfasten wird sich das Ergebnis nochmals verbessern. Während der Menstruation kann das Heilfasten gerade für ungeübte Personen eine starke zusätzliche Belastung bedeuten und sollte daher besser vermieden werden.

Training – wann und wie?

Auch wenn die richtige Ernährung bei einer Diät die entscheidende Rolle spielt, sollte auch das Training nicht außen vor gelassen werden. Zwar lässt sich eine Diät auch nur mit richtiger Ernährung bestreiten, man macht es sich jedoch wesentlich einfacher, wenn man zusätzlich durch Bewegung den Kalorienbedarf erhöht.

Dabei kommt es auch auf die persönlichen Ziele an. Möchte man Muskeln aufbauen, um definierter auszusehen oder die eigene Kondition verbessern? Vollkommen egal wie die persönlichen Ziele aussehen, in jedem Fall sollte man sich täglich bewegen, um den Körper gesundheitlich zu fördern. Studien ergeben dabei immer wieder, dass die Mischung aus Sport und Diät den größten Erfolg bringt. Während die richtige Ernährung schnell viele Kohlenhydrate einsparen kann, so erhöht Sport den Kalorienverbrauch und kann somit für ein höheres Defizit sorgen.

Insofern man gesundheitlich dazu in der Lage ist, sollte man immer daran denken, auch Sport neben der Diät zu betreiben. Ausdauer oder Muskelaufbau, was sollte das Ziel sein? Viele

Frauen haben beim Thema Muskelaufbau Bedenken, dass sie schnell zu viele Muskeln bekommen könnten und dann zu maskulin wirken. Doch das ist nicht der Fall. Die weiblichen Hormone werden da einen Strich durch die Rechnung machen. Man sieht also, dass die Hormone auch hier eine entscheidende Rolle spielen.

Gerade während einer Diät kann Sport ein guter Ausgleich sein. So ist bewiesen, dass sportliche Aktivitäten den Hunger ausbremsen, da Hormone ausgeschüttet werden, die den Appetit zügeln. Gleichzeitig kann es aber passieren, dass der Hunger nach dem Sport umso stärker zurückkehrt, weil man ja zusätzlich Energie verbraucht hat. Hier gilt es eine gute Balance zu finden. Gerade Ausdauersport ist unglaublich hilfreich für die Gesundheit. So kann man sich vor Depressionen schützen oder vor Krankheiten die Diabetes. Das gesamte Herz- Kreislaufsystem wird sich durch den Sport verbessern. Vor allem aus gesundheitlicher Sicht und als Unterstützung für die Diät spricht vieles dafür, sich zusätzlich an der frischen Luft zu bewegen.

Doch was ist mit Kraftsport?

Es gibt viele Frauen, die ungerne ein Fitnessstudio besuchen wollen. Das ist auch kein Problem. Einige Studien zeigen ganz deutlich, warum es wichtig ist, Kraftsport zu machen und wieso man nicht allein mit ein paar Laufeinheiten weiterkommen wird. Dazu später noch mehr. Wenn man sich als Frau nicht in einem Fitnessstudio anmelden möchte, dann kann man auch auf Workouts Zuhause umsteigen. Es gibt inzwischen zahlreiche Programme, bei denen nur eine Fitnessmatte benötigt wird und dann Fitnessübungen mit dem eigenen Körpergewicht durchgeführt werden. Dieses Training ist nicht nur gut für das eigene Körpergefühl, sondern bringt Kraft in den Körper.

So kann man den eigenen Körper straffen und wird Ergebnisse

der Diät noch schneller zu sehen bekommen, da die Haut zusätzlich gestrafft wird und Muskeln den Körper definierter aussehen lassen. Muskelmasse spielt für den Körper aus verschiedener Hinsicht eine wichtige Rolle.

Dabei stellt sich nach wie vor die Frage, ob man bei einer Diät lieber Ausdauer- oder Kraftsport machen sollte. Wie so oft ist die goldene Mitte am besten. Ein Mix aus beiden Möglichkeiten ist für eine Diät besonders erstrebenswert. Hier sollte aber jeder für sich selbst entscheiden, wie er das Training gestalten möchte. Wenn man in einem Fitnessstudio angemeldet ist, hat man beispielsweise die Option, zuerst auf einem der Cardiogeräte eine Ausdauereinheit zu machen und sich danach einigen Kraftübungen zu widmen. Um gezielt einige Bereiche zu trainieren ist ein guter Coach sehr wichtig.

Bei den Kraftgeräten kann der Fokus auf einen gewissen Muskelbereich gesetzt werden, am Sinnvollsten ist jedoch ein vollumfängliches Training, was in regelmäßigen Abständen alle Muskeln beansprucht. Ansonsten läuft man immer in Gefahr, dass sich eine Muskelgruppe zu weit zurückbildet und Schmerzen entstehen. Krafttraining macht vor allem als Ausgleich zum Beruf Sinn. Wenn man den ganzen Tag am Schreibtisch sitzt, hat man schnell mit Nacken- und Rückenschmerzen zu kämpfen. Dann können gezielte Übungen in diesen Bereichen helfen, um sich zu lockern und Schmerzen zu lindern.

Beim Cardiotraining hingegen kommt natürlich nicht nur das klassische Joggen in Frage. Viele Menschen gehen einfach nicht gerne Laufen und können sich nicht mit dieser Sportart anfreunden. Es gibt noch zahlreiche andere Möglichkeiten, wie schwimmen, Radfahren oder Inliner fahren. Im Fitnessstudio darf es dann auch gerne mal der Stepper oder der Stairmaster sein, bei dem durchgängig Treppenstufen bezwungen werden müssen. Doch auch Sportarten wie Rudern oder Tennis sowie Fußball kommen grundsätzlich in Frage. Hierbei sollte man sich nur vorher Gedanken machen, in welchem Maße die Ausdauer wirklich trainiert wird.

Wenn man möglichst effektiv Gewicht verlieren möchte, dann macht es vor allem die Kombination aus beiden Möglichkeiten. Gerade bei den sportlichen Aktivitäten kann ein Wechsel zwischen Kraft- und Ausdauereinheiten sinnvoll sein, um den Körper nicht zu stark zu belasten. Wer es gerne abwechslungsreich mag, kann natürlich auch verschiedene Sportarten betreiben und sich Zuhause eigene Übungen überlegen. Neben den Fortschritten in der Diät sollte man auch immer die eigene Gesundheit im Hinterkopf haben.

Auch beim Sport spielen die Hormone wieder eine Rolle, denn durch die sportlichen Aktivitäten werden vom Körper Glücksgefühle ausgeschüttet, weshalb Sport wirklich motivierend sein kann und dem gesamten Körper gut tut. Man sollte bei der Diät also nicht gänzlich auf Sport verzichten, auch wenn man theoretisch auch nur auf die Ernährung setzen könnte.

Warum ist Muskelmasse wichtig und hilft beim Abnehmen?

Jetzt kommen wir zu dem Punkt, warum Muskelmasse so wichtig ist. Selbst wenn man es als Frau auf den ersten Blick dank der Hormone nicht direkt erkennen wird, bilden sich beim Krafttraining Muskeln. Das passiert auch bei Ausdauereinheiten wie beim Laufen, aber nur in sehr geringem Umfang, sodass nur gezielte Krafteinheiten das gewünschte Ergebnis erzielen können.

Muskeln sind für unseren Körper überaus wichtig. Doch gleichzeitig sind sie purer Luxus und können nur gehalten werden, wenn unsere Ernährung passt und die Muskeln regelmäßig verwendet werden. Jemand, der seine Muskeln nicht benutzt, wird diese verlieren, ähnlich wie bei einer Person, die sich ihr Bein bricht und danach an diesem Bein durch die Schonhaltung kaum noch Muskeln haben wird. Ähnliches passiert jedoch während einer Diät. Man verfügt schon über eine gewisse Muskelmasse und landet aufgrund der Diät jetzt in einem Defizit. Das hat zur Folge, dass sich der Körper darüber Gedanken macht, woher er die fehlende Energie erhalten kann. Zunächst werden die kurzfristigen Speicher angezapft, aber schon bald wieder der Körper vorrübergehend an die Muskelmasse gehen, die in Teilen aus Eiweißen besteht. Das sorgt dafür, dass sich die Muskelmasse verringert, da die Muskeln für den Körper nur Luxus sind und als Erstes abgebaut werden, wenn „schlechtere Zeiten" herrschen. Nichts anderes bildet sich unser Körper ein, wenn wir uns in einer Diät befinden.

Deshalb ist es besonders wichtig, dass man in einer Diät auf genügend Eiweiße achtet. Mit einer eiweißreichen Ernährung gelingt es recht schnell, die Verringerung der Muskelmasse zu stoppen und sogar dafür zu sorgen, dass diese nicht weiter schrumpft. Eine noch bessere Nachricht: Wenn man gerade erst mit dem Krafttraining startet, dann ist es sogar möglich, gleichzeitig abzunehmen und an neuer Muskelmasse zu gewinnen. Das scheint auf den ersten Blick paradox zu klingen, funktioniert aber tatsächlich.

Das liegt daran, dass es für einen untrainierten Körper einfach ist, Muskelmasse zu gewinnen. Diese Personen bekommen schnell Muskelmasse und der Körper versucht, sich schnell eine gewisse Basis an Muskeln zu bilden. Obwohl das Gewicht also sinkt und die Muskelmasse sich eigentlich verringern müsste, so ist es als Anfänger möglich, bis zu einem gewissen Bereich gleichzeitig Muskeln aufzubauen. Deshalb hört man auch oft von dem Satz: „Man muss im Überschuss essen, um Muskeln aufzubauen." Bei bereits trainierten Personen trifft dieser Satz auch zu. Der Körper versucht erst alles Andere mit Energie zu versorgen und wenn dann noch etwas übrig ist, können weitere

Muskeln gebildet werden, insofern diese benötigt werden. Das klingt erst einmal recht kompliziert, ist es aber eigentlich nicht.

Doch warum sollte man während einer Diät versuchen Muskelmasse aufzubauen?

Ganz einfach: Muskelmasse hat einen Grundumsatz und verbrennt Fett, auch wenn man sie nicht nutzt. Ein muskulärer Munsch mit viel Muskelmasse wird daher einen wesentlich höheren Grundumsatz haben als jemand, der zwar das gleiche Gewicht auf die Waage bringt, aber weniger Muskelmasse besitzt. Dieser Fakt ist auch der Grund, warum Muskeln für den Körper Luxus sind und bei einer Diät schnellstmöglich abgebaut werden. Die Muskeln verbrauchen Energie und kosten den Körper daher zusätzliche Kalorien.

Genau das kann man sich in einer Diät jedoch zu Nutze machen, indem man versucht, sich möglichst viel Muskelmasse anzutrainieren. Ohne noch zusätzlich Sport machen zu müssen, verbrennt man auf lange Sicht mehr Kalorien. Auch bereits vorhandene Muskeln, die in einem Training beansprucht werden, verbrauchen dabei wesentlich mehr Kalorien, als ein untrainierter Mensch es tut. Der Grundumsatz wird so dauerhaft ansteigen, auch wenn man keinen Sport macht. Der Grundumsatz geht immer davon aus, was wäre, wenn man den ganzen Tag im Bett liegt und sich keinen Zentimeter bewegt, sondern nur atmet. Wie viele Kalorien braucht der Körper, um alle lebensnotwendigen Prozesse am Laufen zu halten? Das beschreibt den Grundumsatz. Die Muskeln jedoch müssen auch versorgt werden und verbrauchen ebenfalls Kalorien. Aus diesem Grund steigt der Grundumsatz mit höherer Muskelmasse.

Durch Kraftsport kann nicht nur eine Straffung des Körpers erreicht werden, sondern auch ein dauerhaft erhöhter Kalorienverbrauch, der sich positiv auf das Gewicht auswirken wird.

Gerade während der Diät ist es daher wichtig, regelmäßig Kraftsport zu machen. So werden dem Körper immer wieder Impulse gesendet, dass die vorhandene Muskelmasse noch benötigt wird und wenn möglich auch noch weitere Muskeln gebildet werden sollten. Selbst bei verringerter Kalorienzufuhr wird der Körper dann keine Muskeln abbauen, weil er weiß, dass er diese zwingend benötigt. Mit dem Kraftsport werden außerdem der Fettabbau und der Stoffwechsel beschleunigt, was wiederum einen positiven Effekt auf die Diät hat. Inzwischen ist tatsächlich bewiesen, dass man mit moderaten Ausdauer- und Krafttraining verhindern kann, dass sich Muskulatur während der Diät abbaut. Dies ist sehr wichtig, damit der Grundumsatz nicht noch weiter zurückgeht.

Weitere Tipps, um die Fettverbrennung zu maximieren

Was kann man neben Sport unternehmen, um die Fettverbrennung optimieren zu können? Es gibt einige Tipps die man beherzigen sollte, damit die Fettverbrennung maximiert werden kann.

Ein wichtiger Aspekt ist dabei, dass man einen großen Bogen um strenge Diäten machen sollte. Auch Diäten, die eine extrem schnelle Abnahme versprechen, sollten gemieden werden. Bei diesen Diäten schaltet der Körper auf den sogenannten Hungerstoffwechsel um. Die Fettverbrennung an sich läuft zwar noch, aber nicht mehr auf Hochtouren, im Gegenteil. Aufgrund des hohen Defizits während solcher Diäten versucht der Organismus krampfhaft, jede mögliche Kalorie an sich zu binden. Isst man dann also wieder etwas mehr oder beendet die Diät, weil das gewünschte Ergebnis erzielt wurde, kann es sein, dass der Jojo-Effekt direkt danach an die Tür klopft. Wenn dies der Fall ist, dann ist das verlorene Gewicht innerhalb kürzester Zeit wieder auf den Rippen oder man nimmt sogar noch mehr zu, als man vorher verloren hat. Das hängt mit dem zu hohen Defizit in der Diät zusammen. Der Körper ist danach noch auf Energiesparflamme und bindet alles schnell an sich, was er kriegen kann. So lässt sich die schnelle Zunahme erklären.

Für die Maximierung des Fettabbaus sollte man daher auf einen langfristigen Weg setzen, bei dem man nur mittelmäßig schnell an Gewicht verliert. Mit Sport kann man den Fettabbau auf gesunde Art und Weise ankurbeln.

Um den Fettabbau anzukurbeln spielt auch die Ernährung eine Rolle. Hier sollte auf eine proteinhaltige Ernährung geachtet werden. Dabei ist die Mischung aus tierischen und pflanzlichen Proteinquellen entscheidend. Soja-Produkte, Fleisch, Hülsenfrüchte, Eier und Milchprodukte eignen sich dafür besonders gut. Bei Nachforschungen konnte bewiesen werden, dass eiweißhaltige Ernährung den Fettabbau begünstigt.

Um den Fettabbau zu begünstigen, sollte man außerdem auf einen konstanten **Blutzuckerspiegel** setzen. Wie wir bereits wissen, spielt das Hormon Insulin hierbei eine wichtige Rolle. Wer sich ständig von sogenannten kurzkettigen Kohlenhydraten ernährt, die in vielen Fertigprodukten vorkommen, der lässt seinen Blutzuckerspiegel regelmäßig schnell in die Höhe schießen. Genauso schnell schießt dieser aber auch wieder kurze Zeit später in den Keller. Bei dieser Art von Kohlenhydraten wird von einem hohen glykämischen Index gesprochen. Sie treiben den Blutzuckerspiegel in die Höhe infolgedessen wird Insulin ausgeschüttet. Fällt der Wert wieder, dann bekommt man umso mehr Heißhunger. Das verschlechtert den Fettabbau. Kurzkettige Kohlehydrate, wie sie beispielsweise in Weißtoast, weißem Reis, Pommes und Cornflakes zu finden sind, sollten daher gemieden werden.

Langkettige Kohlenhydrate mit einem niedrigen glykämischen Index hingegen sind wertvoll. Sie sorgen nicht für eine überhöhte

Insulinausschüttung und halten darüber hinaus lange satt. Das ist wichtig für den Fettabbau. Dazu zählen Vollkornprodukte, Milchprodukte, Haferflocken etc.

Außerdem kann es für den Fettabbau wichtig sein, Fett zu essen. Das klingt paradox, oder? Tatsächlich ist der Mythos längst widerlegt, dass Fett auf jeden Fall Fett machen muss. Essenzielle Fette sind nämlich sogar sehr wertvoll für den Körper und können unter anderem den Blutzuckerspiegel wieder ins Gleichgewicht bringen. Außerdem beugen sie Heißhungerattacken vor und steigern sogar noch zusätzlich den Fettabbau. Dazu sind Omega-3-Fettsäuren sehr wichtig, diese können nicht vom Körper selbst gebildet werden. Enthalten sind sie beispielsweise in Fett, Olivenöl oder Avocado.

Auf genügend **Schlaf** achten! Das ist ein Tipp, der vielen besonders schwer fallen dürfte. Damit der Fettabbau maximiert werden kann, ist ausreichend Schlaf besonders wichtig. Dabei sollte man auch darauf achten, wie viel Schlaf man persönlich benötigt, um energiegeladen in den Tag starten zu können. Wer nicht genügend schläft, versucht die Defizite in der Ernährung auszugleichen, wie Studien belegen konnten. Durch den fehlenden Schlaf mangelt es an Energie für den Tag, die wir unterbewusst durch besonders zuckerhaltige Speisen ausgleichen wollen. Das begünstigt den Fettabbau nicht, sondern hemmt diesen sogar. Damit der Körper sich darauf konzentrieren kann, Energie aus den Fettreserven zu ziehen ist es sehr wichtig, dem Körper genügend Schlaf zu bieten. Nur so kann man motiviert und energiegeladen in den Tag starten.

Viel trinken – dies ist ein weiterer Ratschlag, der zur Begünstigung des Fettabbaus beherzigt werden sollte. Dafür eignen sich alle Arten von ungesüßten Tees oder einfach Leitungswasser. Aber vor allem grünem Tee wird nach wie vor eine sehr gute Wirkung in Bezug auf die Fettverbrennung nachgesagt. Er soll den Stoffwechsel beschleunigen und wandelt

Energie aus der Nahrung in Körperwärme um. Dies soll dabei helfen, zusätzlich mehr Kalorien zu verbrennen. Dafür sind die Bitterstoffe im grünen Tee verantwortlich. Zudem enthalten die Blätter Koffein, womit der Tee ein richtiger Wachmacher ist sollen zusätzlich den Stoffwechsel beschleunigen. Grüner Tee ist also in jedem Fall einen Versuch wert und kann dazu noch sehr lecker sein. Auch lauwarmes Zitronenwasser soll nicht nur gesund, sondern sehr vorteilhaft für die gesamte Gesundheit sein. So soll es Krankheiten vorbeugen. Und das Immunsystem stärken, was sich ebenfalls auf den Fettabbau auswirkt.

Bei den Mahlzeiten kann man außerdem darauf achten, mit scharfen Gewürzen zu kochen. Diese können ebenfalls den Fettabbau ankurbeln. Dazu gehören beispielsweise Ingwer und Chili. Diese enthalten den Stoff Capsaicin, welcher einen wärmenden Effekt auf den Körper hat. Diese Art von Gewürzen fördert die Produktion von Magensäften, was gut für die Gesundheit ist, den so kann auch fetthaltiges Essen besser verdaut werden. Das stärkt auch insgesamt den Fettverbrennungseffekt. Bei den Gewürzen sollte man sich bestenfalls langsam herantasten, damit es nicht zu einer Überreaktion des Magens kommen kann.

Um zu wissen, wie gut der Fettabbau um Moment klappt, kann es auch sinnvoll sein, sich einfach mal selbst zu überprüfen. Ist man noch auf dem richtigen Weg oder hat man, ohne es zu wissen, bereits nachgelassen und deshalb stagniert das Gewicht auf der Waage? Um den Fettabbau zu kontrollieren, kann man eine Art Ernährungstagebuch führen, um zu überprüfen, wann man wie viele Kalorien zu sich genommen hat. Wenn man schon ein besseres Gefühl dafür hat, welches Lebensmittel wie viele Kalorien enthält, reicht auch eine ungenaue Angabe. Wichtig ist jedoch, dass man nicht den Überblick darüber verliert, was man bereits gegessen hat, um nicht versehentlich über das Ziel hinaus zu schießen.

Weiterhin sollte natürlich die Waage genutzt werden, um das Körpergewicht zu kontrollieren. Wenn man sich jedoch an den Plan hält und zusätzlich Sport in Form von Krafttraining macht, kann es sein, dass die Zahl auf der Waage sogar größer wird, obwohl man sich eigentlich sogar schlanker fühlt. Das hängt damit zusammen, dass Muskeln im Volumen im Vergleich mehr haben als Fett. Man ist also vom Volumen her tatsächlich dünner geworden, wiegt aber durch die Muskeln mehr. Daher sollte zusätzlich ein sogenannter Caliper verwendet werden, mit dem die Fettschicht der Haut gemessen werden kann. Auch diese Daten sollte man sich notieren und kann zusätzlich ein Maßband nutzen, um beispielsweise Maße vom Oberschenkel und dem Bauch zu nehmen, um später einen Vergleich zu haben.

Weiterhin sollte man sich für die Maximierung des Fettabbaus Gedanken darüber machen, ob ein Aktivitätstracker sinnvoll sein könnte. Fitnessuhren solcher Art gibt es bereits vergünstigt und fallen am Handgelenk kaum auf. Wer bisher keine Ahnung hat, wie viele Kalorien er am Tag durch Bewegung verbraucht und wie der Grundumsatz aussieht, erhält so einen ersten Einblick. Gerade der Grundbedarf lässt sich durch zahlreiche Rechner nämlich nur näherungsweise bestimmen. Für viele Menschen ist es daher interessant, sich mit einem Tracker näher auseinanderzusetzen, um mehr über den eigenen Körper lernen zu können.

Wenn man dann feststellt, dass man nicht mehr ganz auf Kurs ist, sollte der Weg korrigiert werden, damit der Fettabbau wieder maximiert werden kann. Bereits kleinere Fehler sorgen dafür, dass der Körper Fett nicht mehr optimal abbauen kann. Auch wenn man die Kalorien abmisst ist es wichtig, dass man nicht zu wenig isst, denn dann kommt es zum Hungerstoffwechsel und es wird erst recht kein Fett abgebaut.

Auch die passende Sportart kann entscheidend beim Fettabbau sein. So empfehlen Experten **Sporteinheiten** von etwa

45 Minuten. Dann setzt auch im Nachhinein der Fettabbau ein, der selbst nach der Sporteinheit noch anhält. Dafür eignet sich Laufen besonders gut. Das ist zwar für viele nicht die liebste Sportart, jedoch reicht eine leichte bis moderate Anstrengung bereits aus, um gute Ergebnisse beim Fettabbau zu erzielen. Dazu zählt eine Herzfrequenz von 130 Schlägen pro Minute. Auch in diesem Bereich kann ein Fitnesstracker, welcher die Herzfrequenz während des Sports misst. So kann man auf Nummer sicher gehen und weiß gleichzeitig nähere Details über die Sporteinheit.

Forscher sprechen auch immer wieder davon, dass es für den menschlichen Körper und dem Fettabbau sehr wichtig ist, sich mit allen Nährstoffen zu versorgen. Dazu gehören unter anderem auch Magnesium und Kalzium. Ist davon genügend vorhanden, dann ist der Fettabbau besser möglich.

Tatsächlich wird im Zusammenhang von Fettabbau auch immer wieder empfohlen, Intervallfasten zu nutzen, damit die Pfunde auf der Waage schneller purzeln. Durch die Fastenzeit greift der Körper wie bereits erwähnt bevorzugt die Fettdepots an, weshalb Fettabbau so besonders effektiv möglich ist.

Den eigenen Zyklus optimal nutzen

Oftmals ist es beim Fasten und einer Diät hilfreich, sich selbst eine Challenge zu setzen und sich herauszufordern. Wenn man erkannt hat, was für eine große Rolle der weibliche Zyklus beim eigenen Abnehmerfolg spielt, kann die Challenge ein guter Weg für den Erfolg sein.

Das Wohlbefinden, die Kondition und Gefühlslage einer Frau hängt maßgeblich von der Phase des Zyklus ab, in der sie sich gerade befindet. Um den weiblichen Körper bestmöglich unterstützen zu können, gibt es daher einige Tipps, die in den verschiedenen Phasen umgesetzt werden sollten.

Bestenfalls sollte die Challenge mit der ersten Phase beginnen, also dem ersten Tag der Periode. Es ist aber natürlich auch möglich, zu jedem anderen Zeitpunkt einzusteigen, wenn man bereits genau beurteilen kann, in welcher Phase man sich gerade befindet.

Phase 1

Wie bereits erwähnt, liegt das Gewicht während der Periode aufgrund der Wassereinlagerungen oftmals höher als normalerweise. Ein erster Teil der Challenge für die ersten Phase ist also, während der Menstruation nicht auf die Waage zu steigen. Man fühlt sich unwohl und aufgeschwemmt und ein Blick auf die Waage kann die Motivation dann erst recht schwinden lassen.

Bei der Challenge sollte die laufende Diät jetzt auf einem niedrigen Level gehalten werden. Fastentage sind absolut tabu! Der Körper benötigt jetzt alle Energie, um die Periode überstehen zu können. Die Challenge ist in der ersten Phase also, sich etwas Gutes zu tun und nicht ans Abnehmen zu denken. Hierbei ist es besonders schwer, die optimale Balance zu finden. Man sollte sich etwas gönnen, gleichzeitig aber nicht in Fressattacken verfallen und so wieder an Gewicht zulegen. Sport sollte in der Phase ebenfalls nicht im Vordergrund stehen.

Um den natürlichen Verlauf der Periode unterstützen zu können, helfen lange, aber gemütliche Spaziergänge. Oder wie wäre es mit einer schönen Fahrradtour? Übermäßige Anstrengungen sollten jedoch vermieden werden. Die Tage der Periode eigenen sich besonders gut, um dem Körper Zeit zur Regeneration zu geben. Langsames Ausdauertraining ohne hohe Intensität ist okay. Krafttraining sollte besser vermieden werden, denn ein Muskelkater kann in dieser Phase zu größer Gereiztheit und größerem Unwohlsein führen.

Man sollte sich genügend Zeit nehmen, um gesund zu kochen. Der Körper benötigt nämlich auch jetzt keine stark zuckerhaltige Ernährung oder Fastfood. Gerade in dieser Phase hat man oft viele Gelüste, die man befriedigen möchte. Man sollte daher darauf achten, möglichst sättigend zu kochen. Wie wäre es mit einem leckeren Salat, denn man schon immer mal testen wollte? Auch Tee hilft in dieser Zeit besonders gut. Kräutertees unterstützen bei der Menstruation und sind wichtig, um dem Körper genügend Flüssigkeit zuzuführen. Auch die Wärme des Tees kann sich beruhigend auswirken und entspannt. Im Sommer helfen natürlich auch Kaltgetränke gut. Hier sollte bestenfalls auf Wasser gesetzt werden. Wer sich eine zusätzliche Erfrischung wünscht, der kann Himbeeren, Ingwer oder Zitrone mit ins Wasser geben.

Die Challenge in dieser Phase ist es definitiv, auf den eigenen Körper zu achten und es ruhig angehen zu lassen. Gleichzeitig sollte man sich jedoch nicht zu Fressattacken verleiten lassen, sondern weiterhin gesund kochen. Sport und Diät sowie Fasten stehen jedoch nicht im Vordergrund.

Phase 2

In der zweiten Phase befindet sich der weibliche Körper kurz vor dem Einsprung. Das hinzugekommene Gewicht sollte jetzt wieder verschwunden sein. Endlich fühlt man sich nicht mehr aufgequollen, im Gegenteil. Man strotzt vor Energie. Daher ist jetzt der richtige Zeitpunkt, um sportlich aktiv zu sein. Gerade für Krafttraining ist jetzt der richtige Zeitpunkt gekommen. Es dürfen ruhig harte und lange Einheiten werden, die für einen kräftigen Muskelkater sorgen. Für Muskelzuwachs ist jetzt nämlich der perfekte Moment gekommen. Man wird selbst merken, dass Krafteinheiten kein Problem sind und endlich wieder genügend Energie vorhanden ist.

Doch auch Ausdauertraining darf jetzt auf dem Plan stehen. Wenn man eine neue Bestzeit aufsetzen möchte, ist der perfekte Zeitpunkt gekommen. Auch Heißhungerattacken kommen nun seltener vor. Auch das sollte man sich in der Challenge zu Nutze machen und kann ein etwas höheres Defizit in der Diät anstreben oder einen Fastentag einlegen.

Ohnehin ist für Fastentage jetzt die beste Zeit gekommen. Das gilt sowohl für das Intervallfasten als auch für das Heilfasten. Man strotzt vor Energie und kann fasten, um einen noch besseren Abnehmerfolg zu erzielen. Gerade wenn man noch nicht gefastet hat und sich erst mit der Thematik beschäftigt, ist jetzt der ideale Zeitpunkt. Zu Beginn hat man wie bereits erwähnt oft mit Nebenwirkungen als körperliche Reaktion zu tun. Kopfschmerzen und Kreislaufprobleme kommen in der zweiten Phase jedoch weniger oft vor.

Die persönliche Challenge ist in dieser Phase also, richtig mit sportlichen Aktivitäten loszulegen und den Fokus auf Muskelaufbau und gleichzeitigen Fettabbau zu setzen. Gerade als Anfänger kann man sich dies zu Nutze machen. Das vermehrt ausgeschüttete Östrogen hat in dieser Phase einige positive Effekte. So wird dem Hormon eine anabole Wirkung nachgesagt, diese ist nicht stark, kann jedoch beim Muskelaufbau helfen. Daher ist es in der Challenge wichtig, vor allem in dieser Phase vermehrt Krafttraining zu machen, um den Körper zu definieren und einen höheren Grundumsatz zu erreichen.

Grundsätzlich sollte diese Phase auch genutzt werden, um wieder zu neuer Motivation und Power zu finden. In der Periode fühlt man sich oft geschwächt, was sich in der zweiten Phase gut umkehren lässt. Durch die ein oder andere Trainingseinheit mehr ist es in dieser Phase auch möglich, ein etwas größeres Menü vorzubereiten. Kohlenhydrate sind durch den Sport im Nu wieder verbrannt. Auch hier sollte man natürlich nicht über dem Kalorienbedarf essen. Wenn man sich mal etwas gönnen möchte, dann eignet sich diese Phase besonders gut. Möchte man den Abnehmerfolg maximieren, kann man sich als persönliche Challenge setzen, mit Zutaten zu kochen, die schärfer sind und den Stoffwechsel anregen.

Ingwer, Zimt, Spinat, Mandeln und Zitronen sind beispielhafte Lebensmittel, die in dieser Phase durchaus auf dem Plan stehen könnten. Durchaus kann man diese gezielt in den Mahlzeiten einbauen. Der Stoffwechsel läuft zwar gut, kann durch diese Gewürze und Lebensmittel allerdings gut angeschoben werden, damit sich dieser Effekt bis in die nächste Phase zieht.

Genau wie während der ersten Phase kann auch jetzt Tee getrunken werden. Ungesüßter Tee ist immer eine gute Möglichkeit, um genügend zu trinken, gerade wenn Wasser nicht so hoch im Kurs stehen sollte. Grüner Tee ist bei vielen für den Stoffwechsel sehr beliebt, aber auch allgemeine Kräutertees können eine positive Wirkung erzielen.

In der Challenge muss die zweite Phase auf jeden Fall am Aktivsten sein. Der weibliche Körper ist in dieser Zeit bereit für Höchstleistungen. Diesen Zeitraum sollte man sinnvoll nutzen, um abzunehmen und große Erfolge zu erzielen.

Phase 3

In dieser Phase findet im weiblichen Zyklus der Eisprung statt. Hat dieser stattgefunden, sinkt der Östrogenspiegel stark und es wird vom Köper Progesteron produziert. In dieser Phase bereitet sich der Körper auf eine Schwangerschaft vor, die möglicherweise eintreten könnte.

Während die vorherige Phase ideal für ganze Fastentage war und der Körper hervorragend Kohlenhydrate verarbeiten könnte, so sieht es in der dritten Phase etwas anders aus. Auch jetzt ist ein guter Zeitpunkt, um sich gesund zu ernähren und eine Diät zu machen. Selbst ein etwas höheres Defizit ist für Organismus kein Problem.

Kohlenhydrate können in dieser Phase nicht mehr so gut

verarbeitet werden und sollten daher eher vermieden werden. Proteinreiche Ernährung ist hier sinnvoller und unterstützt das Muskelwachstum. Vielleicht ist es auch an der Zeit, einige neue Rezepte mit natürlichen Proteinen auszuprobieren? Hülsenfrüchte und Quark lassen sich in Mahlzeiten super integrieren und liefern viel Eiweiß. An diesen Tagen kann ein Low Carb Ernährung daher durchaus sinnvoll sein, um zu verhindern, dass sich weitere Fettpölsterchen bilden könnten.

Dennoch muss man jetzt auf der Hut sein, denn es könnte zu Heißhungerattacken kommen. Diese entstehen in dieser Phase meist dann, wenn der zeitliche Abstand zwischen den Mahlzeiten zu groß ist. Während der Diät muss man dem inneren Schweinehund jetzt besonders gut widerstehen können. Diese Phase geht jedoch schnell vorbei, wenn der Körper feststellt, dass keine Schwangerschaft vorliegt.

In der Zeit davor sollte ganz besonders auf genügend Flüssigkeitsaufnahme gedacht werden. Dies ist ein großer Bestandteil der Challenge in der dritten Phase. Dazu sollte man sich einen festen Wert überlegen, den man unbedingt erreichen möchte. Viele Menschen trinken, ohne es zu wissen viel zu wenig und der Körper kann dann nicht optimal mit Flüssigkeit versorgt werden. Damit sind natürlich keine Softdrinks oder gar alkoholischen Getränke gemeint, sondern vielmehr Wasser. Man sollte die Challenge für sich selbst annehmen und täglich genügend Wasser entsprechend des eigenen Körpergewichts trinken.

Natürlich sollte auch Sport weiterhin auf dem Plan stehen. In dieser Phase muss es nicht unbedingt Kraftsport sein, sondern lieber Ausdauertraining. Moderate Trainingseinheiten, die nicht ganz bis an das äußere Limit gehen, sind dabei ideal. Laufen, Radfahren, Rudern sowie Schwimmen sind einige Sportarten, die sich besonders gut eignen.

Wer bereits Erfahrungen mit Heil- oder Intervallfasten gesammelt hat, kann auch in dieser Phase noch einen Fastentag einlegen, sollte es jedoch nicht übertreiben. Ist der Körper das Fasten gewohnt, kann es aber auch in dieser Phase noch sinnvoll sein, wenn nicht, sollte man es lieber lassen und den Fokus auf die Diät legen.

Phase 4

In der vierten und letzten Phase kann es nochmal ordentlich anstrengend werden. In dieser Zeit ist beinahe nicht mehr an die Diät zu denken, denn Heißhungerattacken kommen jetzt vermehrt vor. Doch damit ist nicht genug, denn der weibliche Körper beginnt langsam damit, Wasser einzulagern. Auch in dieser Phase ist es eine persönliche Challenge nicht auf die Waage zu gehen, denn diese würde ohnehin kein glaubhaftes Ergebnis liefern.

Hinsichtlich der Ernährung sollte in dieser Phase vor allem auf die Sättigung geachtet werden. Man sollte sich etwas erlauben, um nicht in eine hemmungslose Fressattacke zu verfallen und den Fokus auf sättigende Lebensmittel mit einem hohen Volumen. Ein Salat mit viel Gemüse und nicht allzu viel Sauce kann dabei eine gute Alternative sein und sättigt ordentlich. Dem Heißhunger kann man mit verschiedensten Lebensmitteln in dieser Phase gut vorbeugen. Dazu gehören bei Hunger auf etwas Süßes Ananas, Orangen und verschiedenste Beeren wie beispielsweise Himbeeren. Bei Hunger auf etwas Salziges dürfen es Nüsse, eingelegte Gurken oder Oliven sein. Diese Nahrungsmittel wirken dem Hungergefühl entgegen.

Wenn man sich an den Wassereinlagerungen stört, dann sollte man sich auch hier wieder die Challenge setzen, möglichst viel zu trinken. So seltsam es auch klingt: Mit Wasser kann man Wassereinlagerungen vorbeugen und genau das sollte man jetzt auch versuchen. So wird weniger Wasser gespeichert, weil dem Körper signalisiert wird, dass genügend vorhanden ist.

Die vierte Phase wird auch gerne als PMS bezeichnet, was Prämenstruelle Phase meint. Dieser Zeitraum bezeichnet die Zeitspanne vor der eigentlichen Periode, auf die sich der Körper jedoch bereits einstellt. Stimmungsschwankungen und Antriebslosigkeit drängen sich in den Vordergrund. Wenn man ohnehin versucht viel zu trinken, dann können Ingwer oder Zitrone im Wasser für mehr Energie sorgen. In dieser Phase sollte man vor allem zu sich selbst finden und dem eigenen Körper Gehör schenken. Die Hormone spielen völlig verrückt und darauf sollte man Rücksicht nehmen.

Sportlich gesehen ist es auch in dieser Phase nicht sinnvoll, komplett auf sportliche Aktivitäten zu verzichten. Wenn einem danach ist, kann man eine lockere Einheit im Fitnessstudio machen oder noch besser ein lockeres Cardiotraining in Angriff nehmen. Dabei sollte man nur so viel machen, wie man möchte, aber dennoch auf ausreichende tägliche Bewegung achten. Auch ein ausgiebiger Spaziergang ist in dieser Phase hilfreich.

Heilfasten bzw. Intervallfasten ist in dieser Phase nicht sinnvoll, denn es kommt ohnehin schon zu Heißhungerattacken und der Körper benötigt vermehrt Energie, um die anstehende Menstruation bewältigen zu können. Daher sollte man vor allem auf den eigenen Körper hören und die Diät keinesfalls aussetzen, aber auch auf körperliche Nebenwirkungen achten, um den Organismus nicht zu sehr zu strapazieren.

In dieser Phase besteht die Challenge vor allem darin, sich gut zu ernähren, auch wenn man gerne alles in sich hineinstopfen würde und sich zunehmend unwohler fühlt, weil der Körper Wasser einlagert.

In jeder Phase gibt es für den weiblichen Körper Herausforderungen die gemeistert werden müssen. Je früher man erkennt, wie stark die Hormone mit dem Zyklus den Körper beeinflussen, desto besser. Daher sollte man auch Diäten, Sporteinheiten und das Fasten an diesen Zyklus anpassen.

Dabei gibt es jedoch keinen Plan, an den sich jeder halten kann, da jeder Zyklus individuell ist und sich von anderen Frauen unterscheidet. Im ersten Versuch wird man es selbst mit den Challenges nicht schaffen, sich optimal selbst zu unterstützen. Die Aufgaben sind jedoch ein guter Leitfaden, um besser auf den eigenen Körper zu achten und den Zyklus ernst zu nehmen. Letztlich muss man für sich selbst entscheiden, was einem in welcher Phase gut tut.

Gerade wenn man die Diät oder Fastenzeit gut überstehen möchte, sollte man die Challenges jedoch annehmen. Sie bieten in den vier Phasen eine gute Unterstützung und Orientierung. So ist es nicht sinnvoll, im ganzen Zyklus Diät und Sport in gleicher Intensität zu betreiben, dass wird nicht den bestmöglichen Erfolg bringen. Vielmehr sollte man sich anpassen und wird dann weniger mit Heißhungerattacken und anderen Problemen zu kämpfen haben.

Über mehrere Zyklen hinweg sollte man versuchen, für sich selbst den perfekten Weg zu finden und sich Stück für Stück an den Challenges orientieren. Ein erster Schritt ist, herauszufinden wie lang der eigene Zyklus ist und wann welche Phase durchlebt wird. Das ist von Frau zu Frau durchaus unterschiedlich. Mit der Orientierung am weiblichen Zyklus wird man in der Diät endlich nicht mehr scheitern.

Selbst wenn man noch anfängliche Bedenken haben sollte, kann man ohne Weiteres einen Arzt besuchen und sich informieren. Zunächst sollte man langsam beginnen und sich dann steigern. Neben Sport steht gesunde und ausgewogene Ernährung im Vordergrund. Das Heil- und Intervallfasten kann als großartige Möglichkeit angesehen werden, um effektiv Gewicht zu verlieren.

Jeder kann es schaffen abzunehmen, wenn man nur den richtigen Weg kennt und etwas über die Vorgänge im eigenen Körper lernen durfte. So kann jeder seine Ziele erreichen.

Challenge: 28 Tage

Gerade wenn man abnehmen oder auch einfach nur Verhalten und Ernährung umstellen möchte um gesünder zu leben ist der Einstieg oft schwer. Es gibt die 72-Stunden-Regel, die besagt, dass Vorhaben die man nicht innerhalb der nächsten 3 Tage umsetzt, oft gar nicht mehr angeht. Damit das nicht passiert, und der innere Schweinehund nicht siegt, wird hier eine kleine Challenge zur Verfügung gestellt. Es gibt jeden Tag eine kleine oder große Aufgabe, die mit etwas Disziplin leicht zu bewältigen ist.

Wenn Sie einen Zykluskalender haben und wissen, an welchem Tag und in welcher Phase Ihres Monatszyklus Sie sich befinden sind Sie also herzlich eingeladen, sofort mittendrin in ihre persönliche Challenge einzusteigen. Es ist natürlich ebenso in Ordnung wenn Sie lieber abwarten, um am ersten Tag Ihrer nächsten Periode von vorne zu beginnen.

Das Wort "Challenge" bedeutet "Herausforderung" in Englisch. Es spricht den natürlichen Ehrgeiz des Menschen an, sich mit anderen zu messen und Herausforderungen zu meistern. Die Herausforderung, eine bestimmte Zeit mit einem Verhalten durchzuhalten, oder eine bestimmte Anzahl von Aufgaben zu bewältigen. Gerade wenn man beispielsweise eine große Menge Gewicht verlieren möchte empfehlen sich die berühmten "Babyschritte". Für jedes gelungene Kilo kann man sich freuen. Genau so ist auch eine Challenge nichts anderes als "Babyschritte" zu einer Veränderung. Es beginnt als persönliche Herausforderung, hat einen Anfang und ein Ende, und wenn man durchgehalten hat ist das ein großer Grund für Freude und Stolz. Danach beginnt man die nächste Challenge, die wiederum in diesem Fall einen weiblichen Monatszyklus lang dauert. Ehe man sich versieht hat man sich bereits mehrere Wochen in verschiedenen Lebensbereichen anders verhalten als man es davor lange gewohnt war. Und der Schlüssel zu einem anderen gesünderen Leben liegt auch an anderen Gewohnheiten. Und diese erlangt man, wie der Name schon sagt, durch Gewohnheit.

Bevor die Challenge beginnt, noch ein paar Empfehlungen. Wem diese Vorschläge nicht zusagen, wer seine Reise zu dem verdienten Traumkörper behutsamer oder schneller angehen möchte oder vielleicht spezielle Diätformen oder Sportarten beginnen möchte ist selbstverständlich herzlich eingeladen sich selbst eine andere monatliche Challenge zu überlegen. Aus diesem Grund gibt es auch das vorherige Kapitel "Den eigenen Zyklus optimal nutzen". Es unterteilt den Zyklus in Phasen und soll helfen, Denkanstöße zu liefern, wenn man sich selbst lieber eine eigene Challenge überlegen möchte.

Diese Challenge beginnt nicht am ersten Tag des Monats, sondern am ersten Tag der weiblichen Periode, wann immer dies sein mag. Weiters hat nicht jede Frau einen exakten 28-Tage-Zyklus. 28 Tage sind statistisch am häufigsten und darum ist diese Challenge für 28 Tage geschrieben. Falls Ihr Zyklus kürzer oder länger dauert, ist es also ratsam, die Länge der persönlichen Challenge zu ändern. Ab Besten ist wenn Sie ihren Körper dabei genau beobachten. Um den eigenen Zyklus optimal nutzen zu können, sollten Sie die Challenge nicht einfach kürzen. Auch wenn es etwas mühsamer ist wird stattdessen empfohlen, sich zu überlegen wann welche Zyklusphase bei Ihnen stattfindet, und zu achten, dass die an diesen Tagen zu bewältigenden Aufgaben auch mit den Bedürfnissen oder Möglichkeiten die Ihr Körper Ihnen bietet übereinstimmt.

Bevor es jetzt direkt mit dieser Challenge losgeht, kommt noch ein allerletzter Punkt. Auch wenn hier täglich unterschiedliche kleine und große Aufgaben gestellt werden, bitte achten Sie immer dabei auf sich selbst und Ihre Bedürfnisse!

Trinken Sie jeden Tag mindestens 2 Liter Flüssigkeit, am Besten klares **Wasse**r statt süßen Säften. Am Besten wäre es hierbei, direkt nach dem Aufwachen den Tag mit 2 Gläsern Wasser oder Tee zu beginnen. Wenn Sie oft gestresst sind, halten Sie täglich für einige Minuten inne und versuchen sich zu **entspannen**. Achten Sie auch auf ausreichend **Schlaf**. Diese drei Punkte alleine verbessern die körperliche Fitness, das seelische Wohlbefinden, beschleunigen den Stoffwechsel und stärken das Immunsystem.

Diese Challenge ist relativ moderat und soll dazu dienen, im Alltag bewusster auf den Körper zu achten. Denken Sie daran: je langsamer Sie Gewicht verlieren (ideal wären 1-2 kg pro Monat), desto geringer ist die Wahrscheinlichkeit, es durch den berühmten Jojo-Effekt wieder zurückzuerlangen. Außerdem gibt man so der Haut die Möglichkeit sich in ihrem Tempo zurückzubilden und kann so bei großem Gewichtsverlust eventuelle Fettschürzen vermeiden. Eine absolute Nahrungs- und Lebensumstellung oder eine harte Dauerdiät enden meist weil sie nicht durchgehalten werden können. Das Geheimnis liegt darin, die Gewohnheiten langfristig, am Besten für immer, zu ändern – und das auf eine Weise, die man im Leben nicht als unangenehm oder einschränkend empfindet. Niemand kann Ihnen vorschreiben was und wie Sie etwas ändern sollen. Was für den einen Menschen Wunder gewirkt hat muss nicht auch für einen anderen das Richtige sein.

Obwohl also ein langsamer Gewichtsverlust empfohlen wird soll dabei natürlich auch sichtbar etwas weitergehen! Für langfristige Fortschritte wird empfohlen, sich je nach Vorliebe einmal pro Zyklus oder eventuell nur einmal alle 3 Monate immer an demselben Tag abzuwiegen und ein Gewichtsprotokoll zu führen. Dieses Protokoll sollte nicht nur das Gewicht, sondern im Idealfall auch den gemessenen Umfang von Bauch, Hüfte, Po, Oberschenkel und Oberarmen beinhalten. Auf diese Weise sind die Fortschritte messbar, und man kann eindeutig sehen wie sich welche Verhaltensänderung auf den eigenen Körper auswirkt.

Tag 1:

Ausreichend Schlaf ist wichtig für den Diäterfolg. Daher sollte man am 1. Tag bewusst darauf achten, früh genug schlafen zu gehen und feste Rituale vor dem Einschlafen zu entwickeln. Dabei sollte eine Runde Yoga vor dem Einschlafen nicht fehlen. Genügend Schlaf ist außerdem wichtig für die Gesundheit!
Dazu steht heute ein langer, gemütlicher Spaziergang auf dem Plan.

Tag 2:

Kalt duschen und ein Glas Zitronenwasser trinken. Um erfolgreich in der Diät und beim Fasten zu sein, muss man aus seiner Komfortzone herauskommen. Morgens ist daher kalt abduschen angesagt und danach wird ein großes Glas Wasser mit einer frisch ausgepressten Zitrone getrunken.

Tag 3:

Heute wird die erste Mahlzeit erst mittags eingenommen, um Lebensmittel und Mahlzeiten wieder mehr zu schätzen. Außerdem steht eine Runde Yoga auf dem Plan. Das sorgt für ein besseres Gefühl für den eigenen Körper.

<u>Tag 4:</u>

Heute wird eine selbstgewählte Mahlzeit selbst zubereitet. Sie ist vegetarisch und "Low Carb", und soll wirklich satt machen. Heute wird außerdem nicht Fernsehen geschaut, sondern mal wieder ein gutes Buch gelesen, dabei sollte auf eine gemütliche aber gesunde Körperhaltung geachtet werden.

<u>Tag 5:</u>

An diesem fünften Tag dreht sich alles um Wellness für den Körper. Eine Maske selbst machen und ein warmes Bad einlassen und endlich wieder entspannen. Eine Mahlzeit wird durch einen gesunden Salat (nach Vorliebe eventuell serviert mit etwas Hühnerfleisch), der ohne ungesunde Sauce auskommt ersetzt.

<u>Tag 6:</u>

Zu Fuß gehen. Einen Weg, den man sonst mit dem Auto oder der Straßenbahn fahren würde, wird heute zu Fuß gegangen. Dazu gibt es heute zusätzlich zu der normalen Flüssigkeitsaufnahme einen Liter Ingwer-Tee.

<u>Tag 7:</u>

Zusätzlich zu dem normalen Trinkverhalten heute mindestens einen Liter gesunden Tee, wie beispielsweise grünen Tee oder Kräutertee trinken. Vorzugsweise sollte es ein stoffwechselanregender Tee sein. Dazu wird heute ein langer gemütlicher Spaziergang unternommen.

Tag 8:

So langsam erholt sich der Körper von der Periode und schöpft Kraft. Heute geht es in ein Fitnessstudio zu einigen intensiven Kraft- und Ausdauerübungen. Am Abend ist dann eine "Low-Carb" Mahlzeit angesagt, um den Stoffwechsel anzuregen.

Tag 9:

Heute steht eine große Wanderung auf dem Plan, bei der man über sich hinauswachsen soll. Noch dazu wird heute ein kompletter Fastentag eingelegt und es werden durch Gemüsebrühe und Tee nur wenige Kalorien aufgenommen. Danach fühlt man sich wie befreit.

Tag 10:

Nach den Anstrengungen heißt es Kraft tanken. Dazu gehört ein ordentliches Frühstück und ein Spaziergang in der freien Natur. Hierbei können sportliche Übungen wie Ausfallschritte und Squads integriert werden.

Tag 11:

Es wird bewusst auf Softdrinks verzichtet. Heute steht nur Wasser oder ungesüßter Tee auf dem Programm. Davon sollten mindestens zwei Liter getrunken werden. Außerdem steht bewusste Entspannung im Fokus. Beim Autofahren spannen Sie die Beckenbodenmuskulatur immer wieder an und achten auf eine gesunde Körperhaltung.

Tag 12:

Eine knackige Laufeinheit steht auf dem Plan. Diese sollte bis an die äußersten Grenzen bis zur maximalen Erschöpfung gehen. In Intervallen soll die Geschwindigkeit mal hoch und dann wieder niedrig gehalten werden. Danach ist wiederum ein warmes Bad zur Beruhigung von Körper und Seele angesagt.

Tag 13:

Heute steht wieder ein Fastentag auf dem Programm. Noch dazu wird heute so viel wie möglich gestanden und nur selten gesessen. Dabei sollte auf eine gesunde, lockere und aufrechte Körperhaltung geachtet warden. Die Knie leicht gebeugt, Bauch und Gesäßmuskeln angespannt, der Rücken gerade. Bei jeder Gelegenheit sollte gestanden werden. Wie viele Stunden kommen zusammen?

Tag 14:

Am vierzehnten Tag steht alles im Zeichen von zuckerfreier Ernährung. Nach einer knallharten Einheit Kraft- oder Ausdauertraining im Fitnessstudio geht es jetzt auch wieder an die Ernährung. Heute wird besonders darauf geachtet, keinen industriellen Zucker einzunehmen und darüber hinaus möglichst auf Fruchtzucker zu verzichten.

Tag 15:

Am Vormittag steht wieder ein Liter Kräutertee auf dem Plan, bevor es die erste Mahlzeit gibt. Diese sollte "Low Carb" sein. Es steht kein Sport an, sondern ein ausgiebiges Stretching für den gesamten Körper. Das ist wohltuend und sorgt für gesamtheitliche Entspannung.

Tag 16:

Muss es immer Zucker und Salz sein? Heute wird beides in den Mahlzeiten reduziert, am Besten wird überhaut auf alle Gewürze außer Knoblauch oder Zimt verzichtet, um den Geschmackssinn wieder zu sensibilisieren. Weil der Einsprung vor der Tür steht, ist außerdem ein ruhiger und wohltuender Spaziergang am Tag angesagt.

Tag 17:

Heute muss vor jeder Mahlzeit ein großes Glas Wasser getrunken werden. Außerdem wird während des Essens langsam, mindestens 20 mal gekaut und jeder Bissen wird bewusst wahrgenommen. Das sorgt für eine schnellere Sättigung.

Tag 18:

Obst und Gemüse sind wichtig und enthalten viele Vitamine und Nährstoffe. Daher liegt der Fokus heute auf vielen Früchten. Daher führt der Weg heute in den Supermarkt, um frisches Obst und Gemüse zu kaufen und Zuhause zu verzehren. Genügend Wasser darf auch heute nicht fehlen, weshalb mindestens zwei Liter getrunken werden müssen.

Tag 19:

Alkohol und Zigaretten sind tabu. Und das am Besten nicht nur heute, sondern ab jetzt für immer. Kleinere Ausnahmen sind in Ordnung. Statt dieser Sünden wird lieber ein Spaziergang oder eine kleine Radtour an der frischen Luft gemacht. Heute ist es auch an der Zeit, neue Motivation zu finden. Daher ist ein kleine Rückblick auf die bisherigen Erfolge angesagt. Gehen Sie in sich und halten sich Ihre Ziele vor Augen, nicht nur Hinblick auf Ihren Traumkörper, sondern auch auf andere Bereiche in Ihrem Leben.

Tag 20:

Heute werden neue Ziele notiert. Was will man erreichen? Wie soll es weitergehen? Doch nicht nur das, denn heute wird etwas lustiges mit Freunden unternommen. Dabei soll viel gelacht werden, denn auch das ist äußerst gesund für den Körper. Doch dabei sollte den Versuchungen von Süßigkeiten und Co. heute widerstanden werden.

Tag 21:

Sich Zeit für sich selbst nehmen, steht heute im Vordergrund. Der Zyklus in nun fast in der vierten Phase angelangt und es wird anstrengend. Daher ist heute Entspannung angesagt und es wird etwas gemacht (außer Essen), was wirklich Spaß macht. Am Abend wird dann lecker Low-Carb gekocht.

Tag 22:

Heute wird grün gegessen. Es landen nur Dinge auf dem Teller, die grün sind. Denn grüne Lebensmittel wie Spinat, Paprika und Co. sind nicht nur gesund, sondern enthalten wertvolles Chlorophyll. Dieses kann viele Krankheiten vorbeugen. Darüber hinaus wird grüner Tee als zusätzliche Flüssigkeitsquelle getrunken, mindestens einen Liter!

Tag 23:

Genügend Bewegung im Alltag ist während jeder Phase wichtig, deshalb wird heute so viel wie möglich zu Fuß gegangen. Anstatt ganz vorne vor dem Supermarkt zu parken, wird heute ganz hinten in der Ecke geparkt, um weite Wege zu haben. Zusätzlich steht ein leichte Session im Fitnessstudio mit leichten Gewichten auf dem Plan.

Tag 24:

Tief durchatmen ist essenziell für einen guten Tag. Daher wird heute darauf geachtet, immer wieder bewusst tief durchzuatmen und auf die richtige Atmung zu achten. Dazu eine entspannende Gesichtsmaske, die man sich am Besten selbst aus einigen Haushaltsmitteln machen kann. Abends vor dem Schlafengehen sollten heute auch einige Dehnungsübungen durchgeführt warden.

Tag 25:

Genügend Pausen an der frischen Luft stehen heute auf dem Plan. Zwischendurch wird heute immer wieder der Gang an die frische Luft gemacht, um danach wieder konzentrationsfähiger zu sein. Auch heute werden wieder mindestens zwei Liter Wasser getrunken mit frischen Früchten wie Zitrone oder Ingwer.

Tag 26:

Heute wird ein Ernährungsplan für die nächste Woche aufgestellt. Wichtig ist dabei, so gesund wie möglich zu kochen und möglichst wenig Lebensmittel zu verschwenden. Dabei sollten mindestens drei Gerichte auf dem Plan stehen, die vorher noch nie gekocht wurden. Neue Gerichte auszuprobieren ist ein guter Weg, um leckere Alternativen kennenzulernen. Außerdem stehen 90 Minuten spazieren gehen auf dem Programm.

Tag 27:

Die Hormone spielen mal wieder völlig verrückt, weshalb jetzt die Zeit für einen leckeren Snack gekommen ist. Wichtig: Er muss selbstgemacht und lecker sein. Wie wäre es mit gesunden Milchbrötchen? Hier darf man gerne kreativ sein. Für das eigene Wohlbefinden steht außerdem eine Stunde Radtour an der frischen Luft an.

Tag 28:

An letzten Tag der Challenge ist wieder Fasten angesagt. Der Körper sollte mit dem „Entzug" schon besser umgehen können. Heute gibt es nur eine Suppe und danach ein wohltuendes Bad zu Entspannung der Muskeln.

Die Challenge kann beliebig oft wiederholt und entsprechend der eigenen Bedürfnisse angepasst werden.

Falls Sie eine schnittigere Challenge mit anderen Aufgaben, eigenen Aktivitäten oder einer Ernährungsumstellung bevorzugen, und noch schneller abnehmen möchten, so können Sie sich immer gerne eine eigene Challenge überlegen. Wenn ein Monat besonders gut funktioniert hat und Sie sich an beispielsweise häufigere Fastentage gewöhnt haben, können Sie sich neue Challenges überlegen. Sie können dabei auch andere Aspekte Ihres Lebens einfließen lassen, z.B. heute überlege ich mir eine schöne Überraschung für jemanden. Genießen Sie ihre monatlichen Challenges, aber achten Sie dabei auch darauf, sich ab und an auch aus Ihrer Komfortzone hinaus zu begeben. Dabei sollte die tägliche Herausforderung nicht zu einer unangenehmen to-do-Liste mutieren.

Geben Sie dabei bitte auch auf Ihren Körper und Ihre Bedürfnisse acht, denn Ehrgeiz sollte nicht auf Kosten der Gesundheit gehen. Achten Sie auf genügend **Trinken**, **Schlaf**, **Sport** und **Entspannung**!

Viel Erfolg!

Haftungsausschluss

Die Verwendung und Umsetzung der in diesem Buch enthaltenen Informationen, Anleitungen und Strategien erfolgt auf eigene Gefahr. Der Autor kann aus keinem Rechtsgrund für Schäden jeglicher, inklusiver materieller oder ideeller, Art Haftung übernehmen. Haftungsansprüche oder juristische Verantwortung durch die Nutzung oder Nichtnutzung der in diesem Buch dargebrachten Informationen, bzw. die Nutzung fehlerhafter und/oder unvollständiger Informationen, sind grundsätzlich ausgeschlossen. Das Werk wurde mit Umsicht und Sorgfalt ausgearbeitet und niedergeschrieben. Jedoch übernimmt der Autor keinerlei Gewähr für Qualität, Aktualität und Vollständigkeit der darin enthaltenen Informationen. Druckfehler und Falschinformationen können nicht zu 100% ausgeschlossen werden. Es kann keine juristische Verantwortung oder Haftung in irgendeiner Form für fehlerhafte Angaben des Autoren übernommen werden.